BODYTIME
TRANSFORME-TOI
SANS SORTIR DE CHEZ TOI !

PJ Cabrières & **Alex Villani**
fondateurs de **BODYTIME**

LAROUSSE

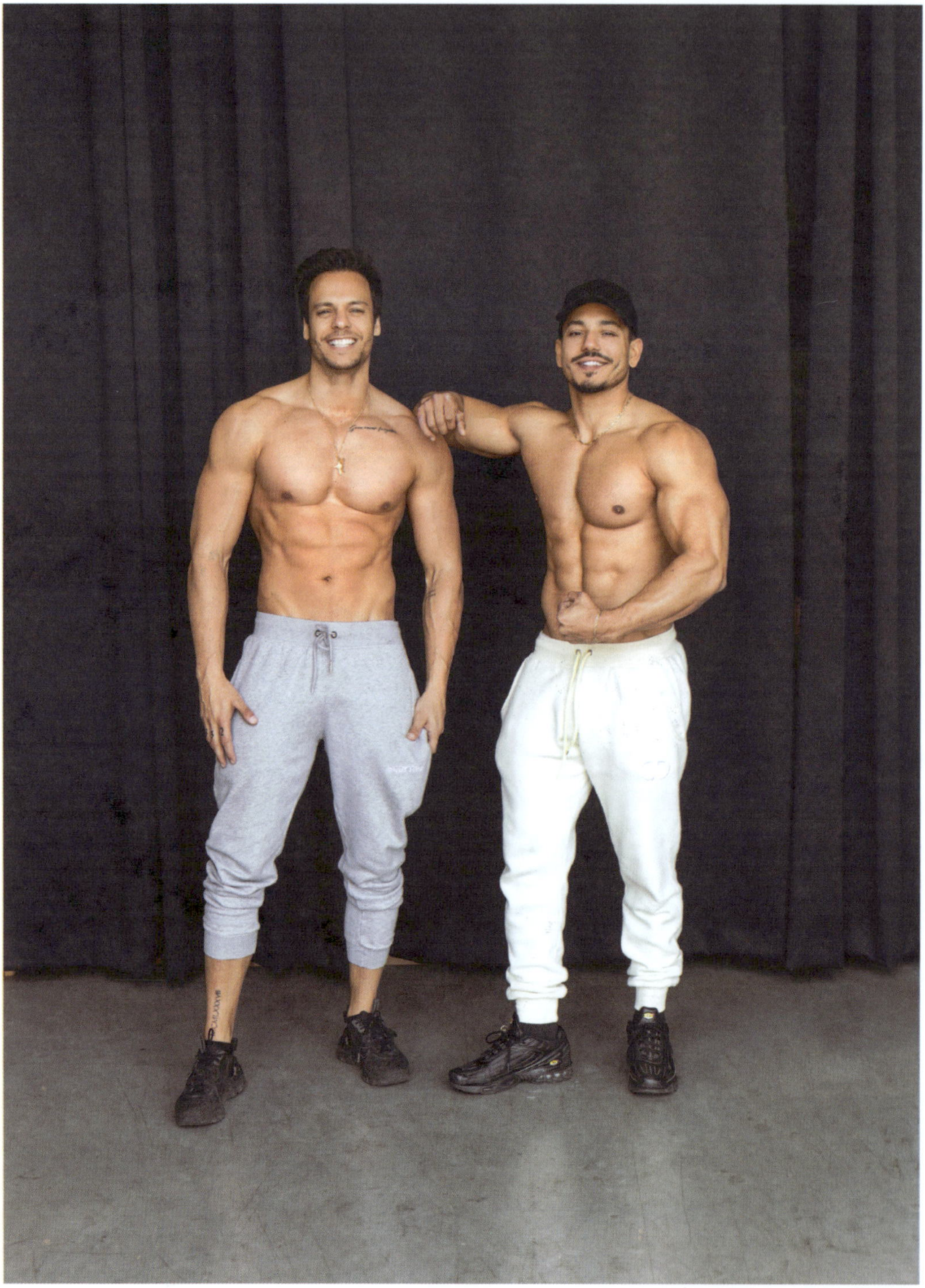

SALUT !

Nous sommes les coachs de Bodytime, Alexandre et Pierre-Jean, alias Alex et PJ.

Si vous ne nous connaissez pas, sachez que nous ne sommes vraiment pas des bodybuilders. Nous sommes plutôt des passionnés de fitness, de musculation et de sport en général. Tous deux diplômés d'un DEUST « Métiers de la forme » à l'Université Lyon 1, nous nous sommes lancés comme coachs sportifs en 2010.

Youtubeurs, nous sommes heureux d'être les coachs fitness français les plus suivis sur les réseaux sociaux et d'avoir pu aider ainsi des milliers de femmes à se sentir mieux dans leur corps.

Ce programme représente pour nous l'opportunité d'offrir à chacune d'entre vous, la possibilité d'atteindre rapidement vos objectifs en intégrant un nouveau style de vie. C'est l'assurance de perdre des kilos superflus et de se raffermir, sans aucun matériel et en seulement 40 minutes par jour ! L'accent est mis sur la perte de gras, la tonification des fesses, des cuisses et du ventre.

C'est pour que toutes les femmes soient fières d'elles et de leur corps que nous avons créé ce programme !

Alex & PJ

SOMMAIRE
PROGRAMME SPORTIF

SÉANCE 4
HAUT DU CORPS
ET ABDOS / CARDIO

SÉANCE 5
LEG DAY / CARDIO

SÉANCE 6
HAUT DU CORPS
ET ABDOS / CARDIO

SÉANCE 7
CARDIO / STRETCHING

SOMMAIRE DES RECETTES

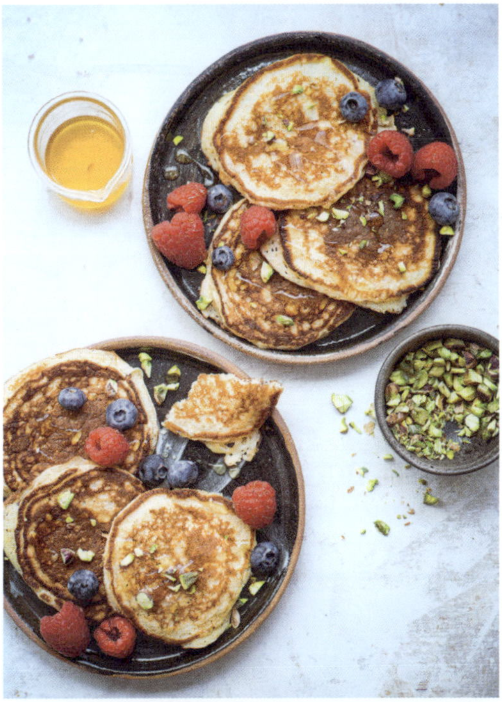
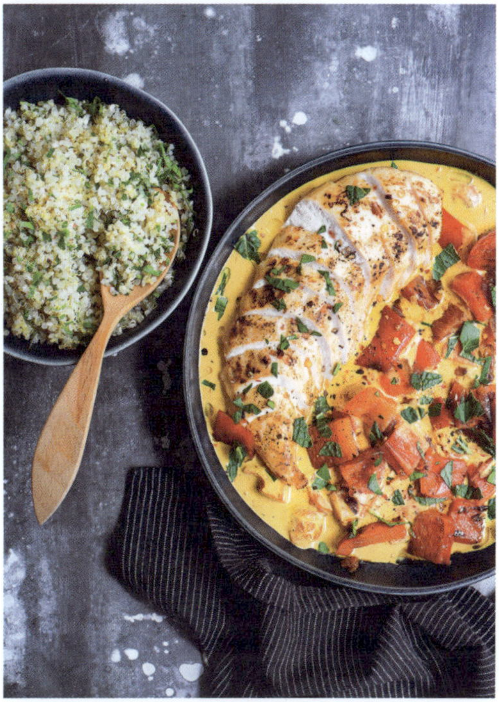
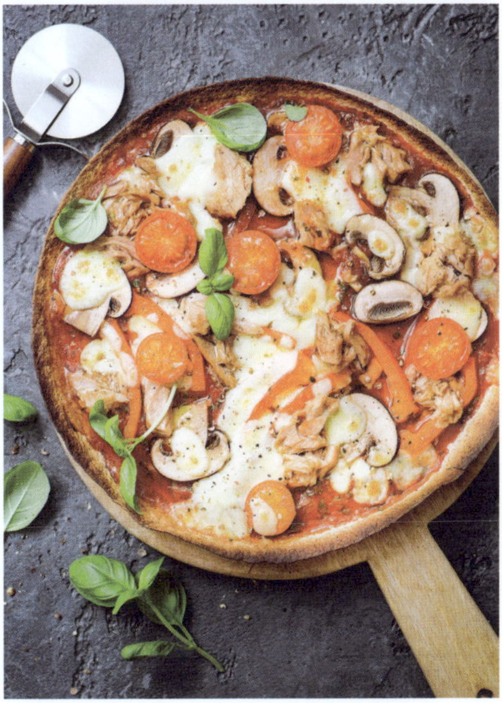
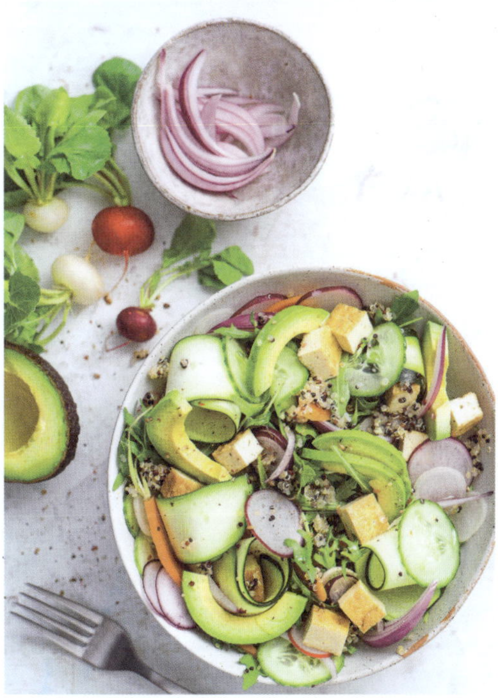

PRÉSENTATION
DU PROGRAMME

Avant de commencer le programme, consulte le tableau en pages 180-181 !

Tu y retrouveras :

- **ton planning, jour après jour pendant 28 jours. Chaque jour, une séance sera constituée de 9 à 11 circuits, eux-mêmes composés de 2 exercices à alterner pendant 3 min.**
- **tu pourras cocher les séances faites au fur et à mesure pour suivre ta progression.**

Ce programme est composé de **7 entraînements** par semaine, soit un par jour, pendant **4 semaines**.

Chacun des entraînements dure environ **40 minutes** et est étudié pour consommer un maximum de calories et vous rendre fines, fermes et toniques.

Ce programme est un **programme sans matériel**, vous n'avez besoin que d'un tapis de sol et/ou d'une serviette.

Il est adaptable à tous les niveaux, que vous commenciez tout juste le sport ou que vous en fassiez depuis longtemps. Le principe est toujours le même : on règle d'abord la difficulté avec la vitesse d'exécution des mouvements puis avec l'amplitude.

Pendant les **28 jours** du programme, vous devez vous entraîner tous les jours ! Il n'y a pas de jour de repos. En revanche, chaque semaine, la dernière séance est moins exigeante que les autres : 15 minutes de cardio et 15 minutes de stretching.

Vous devez toujours viser le niveau le plus élevé et être au maximum de vos capacités. Pour ce faire, enchaînez les exercices de chaque circuit sans aucun temps de repos durant les 3 minutes. Vous trouverez sûrement les séances difficiles, c'est normal et c'est aussi pour cela qu'elles sont ultra efficaces !

Retrouvez également **28 recettes** adaptées en complément des séances.

Plus d'excuses les filles ! N'oubliez pas : on mange propre, on s'entraîne sale !

_ PROGRAMME _

SPORTIF

LES ENTRAÎNEMENTS

Pour suivre correctement les mouvements présents dans les différentes séances, lis bien les explications ci-dessous.

1 LE DÉROULEMENT DU PROGRAMME

Le programme dure 28 jours et tu t'entraîneras chaque jour.

Chaque séance est composée de circuits training de **3 minutes**, durant lesquels il y a une alternance de **30 secondes d'efforts musculaires et de 30 secondes de cardio.**
Il faut donc faire ces deux exercices, trois fois de suite sans s'arrêter, et en se donnant à fond. Une fois les 3 minutes écoulées, tu peux te reposer.

Attention à bien respecter l'ordre des circuits.

Une semaine se compose de :

- **3 séances Leg day/Cardio** (bas du corps, séances 1, 3 et 5)
- **3 séances haut du corps et abdos/Cardio** (séances 2, 4 et 6)
- **1 séance Cardio/Stretching** (séance 7)

Les séances présentes en **semaine 1**, composées de **9 circuits**, se répètent en **semaines 2, 3** et **4** mais le programme s'intensifie. Les temps de repos entre les circuits diminuent et le nombre de circuits training augmente (**10 circuits** en **semaines 2** et **3** et **11 circuits** en **semaine 4**).

Les séances 1 à 6 durent environ **40 minutes** et la séance 7, 30 minutes seulement.

La combinaison de renforcement musculaire et d'exercices cardio (séances 1 à 6) permet de brûler de manière optimale un maximum de calories pour perdre du gras tout en se tonifiant.

En effet, le cardio permet de consommer des calories sur l'instant. Les exercices de renforcement augmentent quant à eux la dépense calorique de base, c'est-à-dire que tu dépenses plus de calories, même une fois au repos. Tu rentreras petit à petit dans un cercle vertueux.

Quelques informations pratiques pour bien suivre chaque séance :

Entre chaque circuit, tu disposes d'un temps de repos qui varie en fonction des semaines : **semaine 1, 1 min, semaines 2 et 3, 50 sec et semaine 4, 30 sec.**

Avant de débuter la séance, échauffe-toi pendant 3 min.

Chaque circuit dure 3 min.

Pour le circuit 1 par exemple : 30 sec de « Squats jump », puis 30 sec de « Boxe coups droits », à nouveau 30 sec de « Squats jump » et ainsi de suite pendant les 3 min que dure le circuit.

Après la séance, pense à bien t'étirer pendant 2 min (tu peux faire les exercices proposés dans la séance 7).

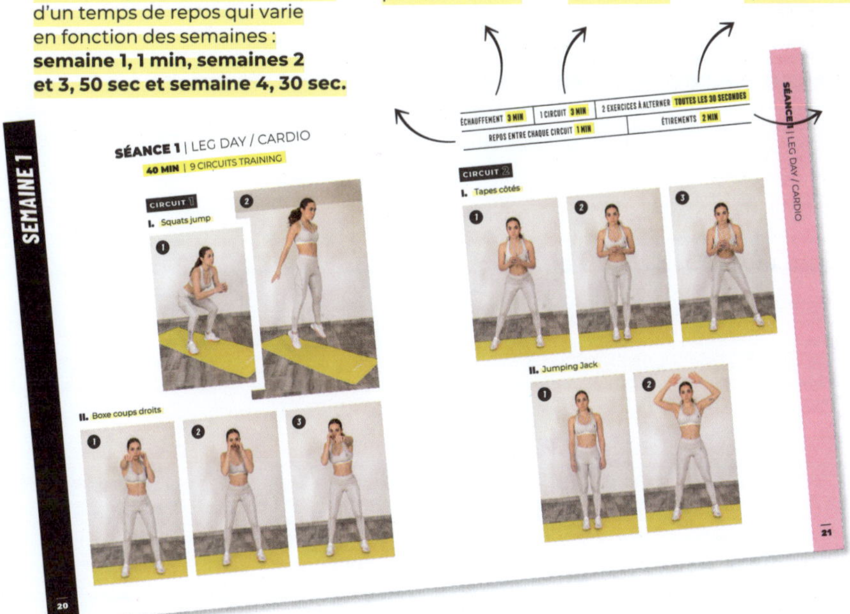

2 LES ENTRAÎNEMENTS

Tu n'es absolument pas obligée de faire tes entraînements à un moment précis de la journée. Tout dépend de toi, de tes habitudes et de tes ressentis. Sache tout de même qu'il est **plus bénéfique de s'entraîner avant un repas.**

Si tu veux faire la séance du jour tôt le matin, mange un fruit 20 à 30 minutes avant de commencer l'effort. Tu peux ensuite prendre le reste de ton petit-déjeuner après l'entraînement.

Il est important que tu prennes plaisir à t'entraîner. N'hésite donc pas à faire participer ta famille et tes ami(e)s, mets une tenue confortable dans laquelle tu te sens bien et n'oublie jamais pourquoi tu as commencé le programme !

Après les 4 semaines de programme, nous te conseillons de continuer le sport à raison d'au moins 4 séances par semaine.

Désormais, ce rythme va devenir un nouveau mode de vie qui te permettra d'être en meilleure forme !

3 L'EXÉCUTION DES EXERCICES

Tu dois rester concentrée sur chacun des exercices pendant tout l'entraînement, en te focalisant sur les muscles qui travaillent. N'oublie pas de bien respirer !

L'exécution des mouvements doit être parfaite : pense à toujours bien rester gainée.

Concernant la vitesse d'exécution : la phase excentrique (quand on retient le mouvement) doit être plus longue que la phase concentrique (quand on repousse le mouvement). Par exemple : lors de squats, la descente doit être plus longue que la remontée.

Une fois de plus : donne-toi vraiment à fond sur tous les circuits !

4 LA DIFFICULTÉ

Tout le monde peut faire ce programme car tous les exercices peuvent être adaptés à son propre niveau.

N'oublie pas que l'intensité est l'élément le plus important, il faut donc toujours se donner à 100 %.

Toutefois, chaque personne ayant un niveau différent, il faut t'adapter au tien. Ce qui compte c'est l'intensité relative, c'est-à-dire que tu dois donner ton maximum. Peu importe la vitesse d'exécution, tant que tu ne t'arrêtes pas et que tu fais de ton mieux. Bien sûr, cela risque de te paraître très dur, mais c'est le but !

5 LA CONCENTRATION

Nous en avons déjà parlé précédemment, mais nous insistons car il est vraiment très important de rester concentrée sur chacun des exercices. Ne te laisse pas distraire par l'environnement (téléphone, famille, etc.).

Les 30 à 40 minutes d'entraînement doivent t'être réservées : c'est ton moment. Préviens les personnes présentes, pour être sûre de ne pas t'arrêter en pleine séance.

Pendant les repos, tu dois bien récupérer et te réhydrater, mais ne prends pas plus de repos que ce que la séance indique pour faire une autre tâche.

6 L'HYDRATATION

Bois régulièrement pendant l'entraînement : soit une gorgée entre chaque circuit, soit **250 ml tous les trois circuits (= toutes les 9 minutes).**

7 LA RESPIRATION

Pendant les exercices, tu dois expirer quand tu repousses (phase concentrique) et inspirer quand tu retiens la descente (phase excentrique). Par exemple, sur une fente, un squat ou encore une pompe : on inspire sur la descente et on souffle sur la remontée.

Pendant les exercices cardio (les montées de genoux, les jumping Jack ou encore les mouvements de boxe), pense à bien expirer et garder un rythme régulier.

8 LA RÉCUPÉRATION

Respecte bien les temps de repos car ils sont déterminants pour l'intensité de la séance.

Comme tu vas t'entraîner tous les jours, il est important que tu récupères d'un jour à l'autre. Pense donc à bien dormir et à bien t'alimenter (voir p. 120).

Nous te déconseillons également de faire d'autres activités sportives pendant la durée du programme pour t'éviter de tomber dans le surentraînement.

9 LES ÉTIREMENTS

À la fin de chaque séance, c'est le retour au calme avec quelques étirements. Le but n'est pas forcément de gagner en souplesse, mais de récupérer la longueur du muscle.

Pendant la séance 7, il y a 15 minutes d'étirements, que tu peux répéter plusieurs fois dans la semaine. Le matin par exemple, au réveil, en allant de manière progressive.

Il est important de garder une certaine souplesse afin de conserver son amplitude articulaire et d'éviter les blessures.

10 LES COMPLÉMENTS ALIMENTAIRES

Il n'y a aucune obligation, mais nous te conseillons de prendre des compléments alimentaires de qualité afin d'optimiser tes résultats.

ATTENTION, AUCUN COMPLÉMENT ALIMENTAIRE NE REMPLACE UN ALIMENT.

11 LES RÉSULTATS

Rapidement, tu te sentiras plus à l'aise durant les entraînements. C'est pour cela qu'ils évoluent au fil des semaines. De cette manière, tes efforts seront toujours de haute intensité.

Concernant les résultats physiques, ne te focalise pas sur la balance ! Même si tu élimines beaucoup de gras pendant le programme, tu prendras également du muscle et **ce dernier pèse plus lourd que le gras.**

Tu peux, si tu le souhaites, prendre tes mensurations au cours du programme ou prendre des photos de ta silhouette. Dans tous les cas, tu verras rapidement les résultats lorsque tu porteras tes vêtements habituels.

12 LES BLESSURES

Si tu es blessée, nous te conseillons de ne pas commencer le programme et d'attendre d'être parfaitement rétablie.

Si tu te blesses légèrement pendant le programme, tu peux reporter d'un jour ou deux les séances. Tu devras continuer à suivre le programme sur **30 jours au lieu de 28.**

Si la blessure est trop importante, tu devras arrêter le programme. Tu le recommenceras dès ton rétablissement, en le reprenant depuis le début.

13 ET APRÈS ?

Après ces 28 jours de programme intense, **tu ne dois pas tout arrêter : ni le sport ni l'alimentation saine.**

Tu dois continuer à t'entraîner environ 4 fois par semaine (avec un minimum de 3 séances et sans laisser passer 3 jours consécutifs sans entraînement).

Une fois le programme terminé, tu pourras te permettre des petits plaisirs au niveau de l'alimentation, mais il ne faut évidemment pas tomber dans l'excès. Ces *cheat meal* (repas pendant lequel tu manges ce que tu veux et dans les quantités que tu veux afin de garder le moral pendant une recherche de perte de poids par exemple), doivent se prendre avec parcimonie. En effet, cela induit que le reste de la semaine, tu dois manger sainement et en majorité des légumes. Après tous tes efforts pour terminer ce programme, ce serait dommage de craquer (même si tu as le droit de te faire plaisir), donc limite les *cheat meal* à 1 ou 2 repas par semaine. Tous ces petits efforts au quotidien paieront : nous n'avons qu'un seul corps donc fais en sorte de t'y sentir bien et d'être en pleine forme.

Tu pourras être fière d'avoir été au bout du programme. Fière de ta nouvelle silhouette, de t'être dépassée et d'être en bonne santé.

SÉANCE 1 | LEG DAY / CARDIO

40 MIN | 9 CIRCUITS TRAINING

CIRCUIT 1

I. Squats jump

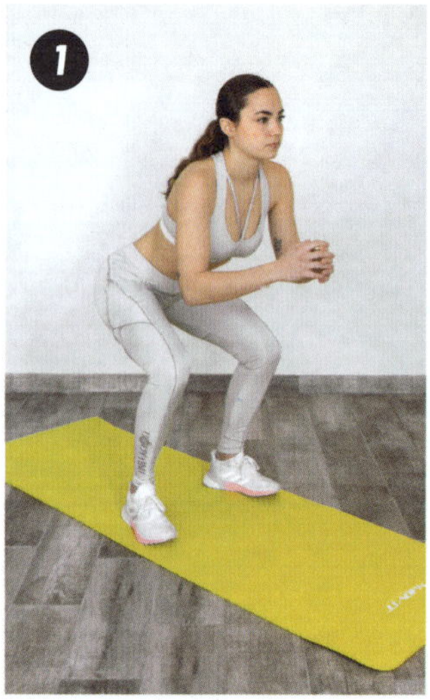

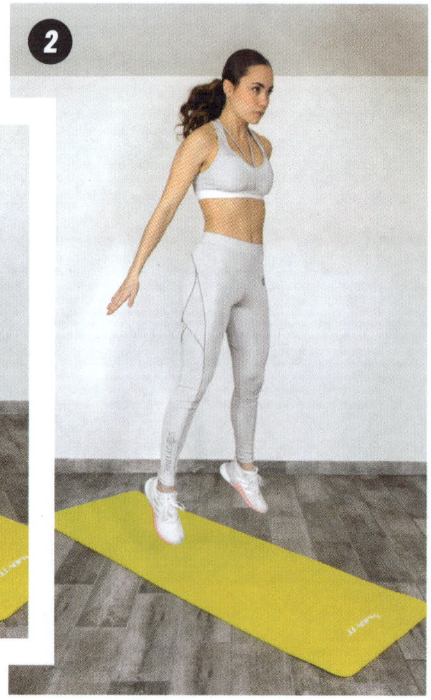

II. Boxe coups droits

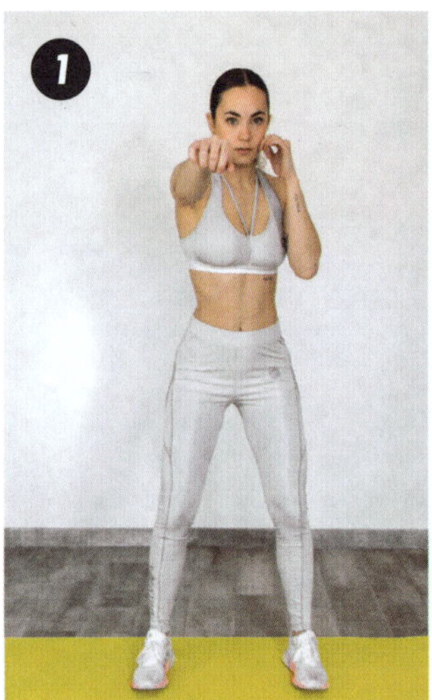

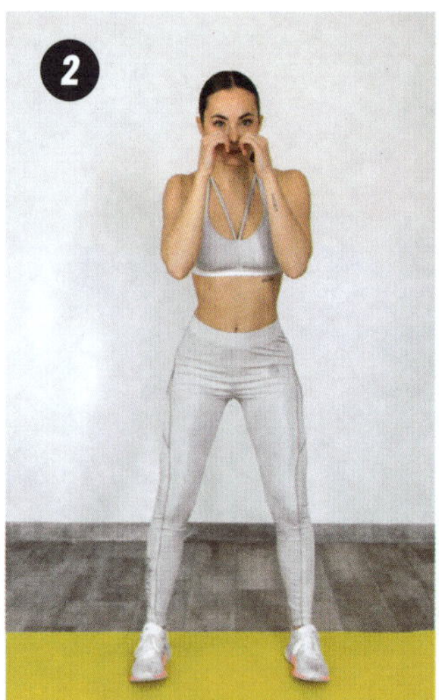

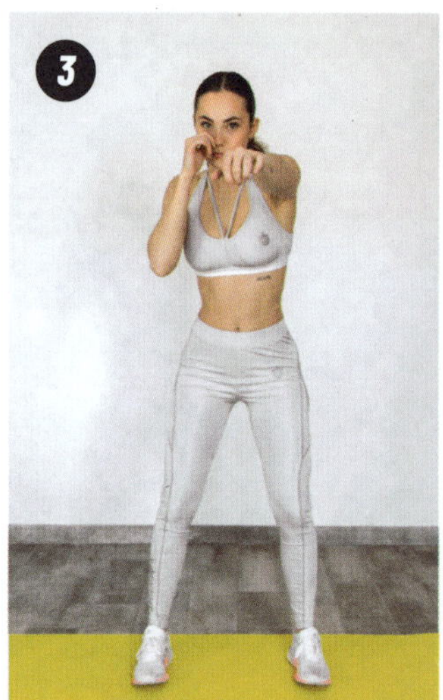

ÉCHAUFFEMENT **3 MIN**	1 CIRCUIT **3 MIN**	2 EXERCICES À ALTERNER **TOUTES LES 30 SECONDES**
REPOS ENTRE CHAQUE CIRCUIT **1 MIN**	ÉTIREMENTS **2 MIN**	

CIRCUIT 2

I. Tapes côtés

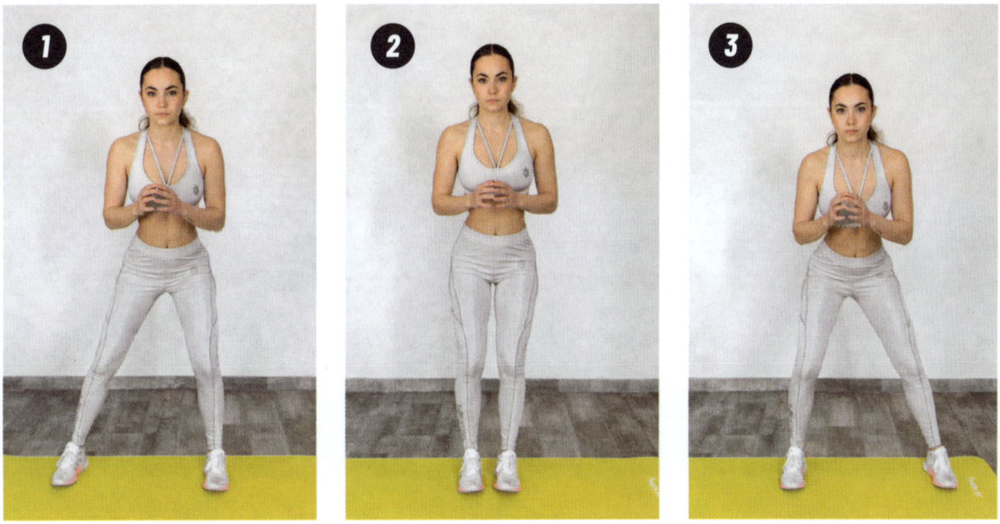

II. Jumping Jack

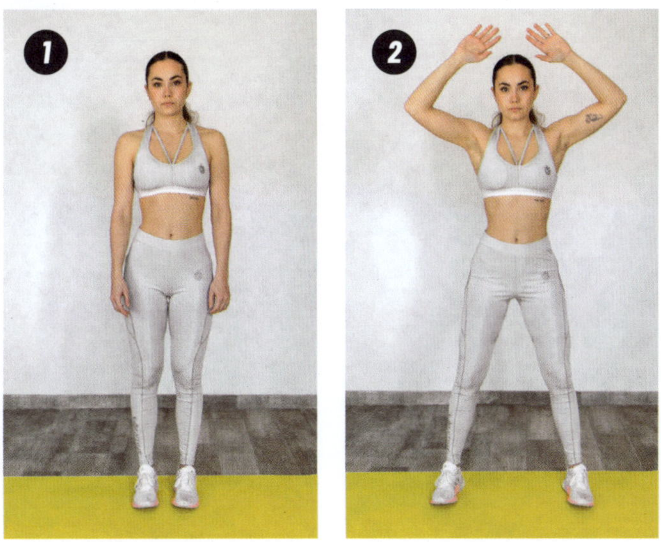

CIRCUIT 3

I. Squats sumo et coups de genoux

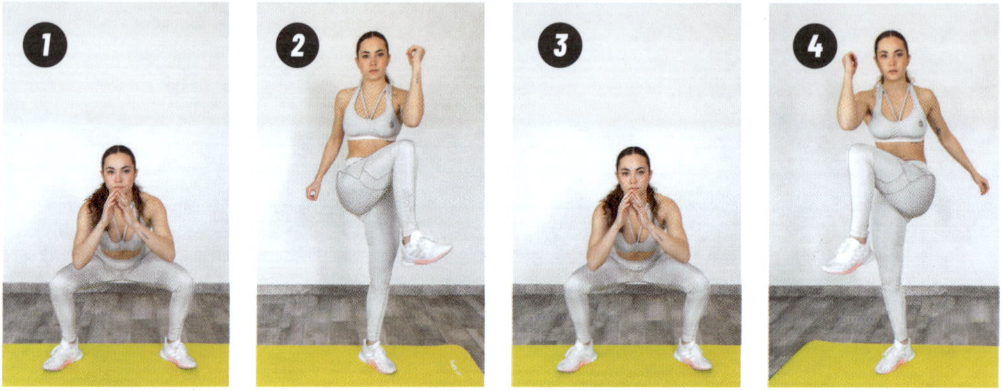

II. Montées de genoux en marchant

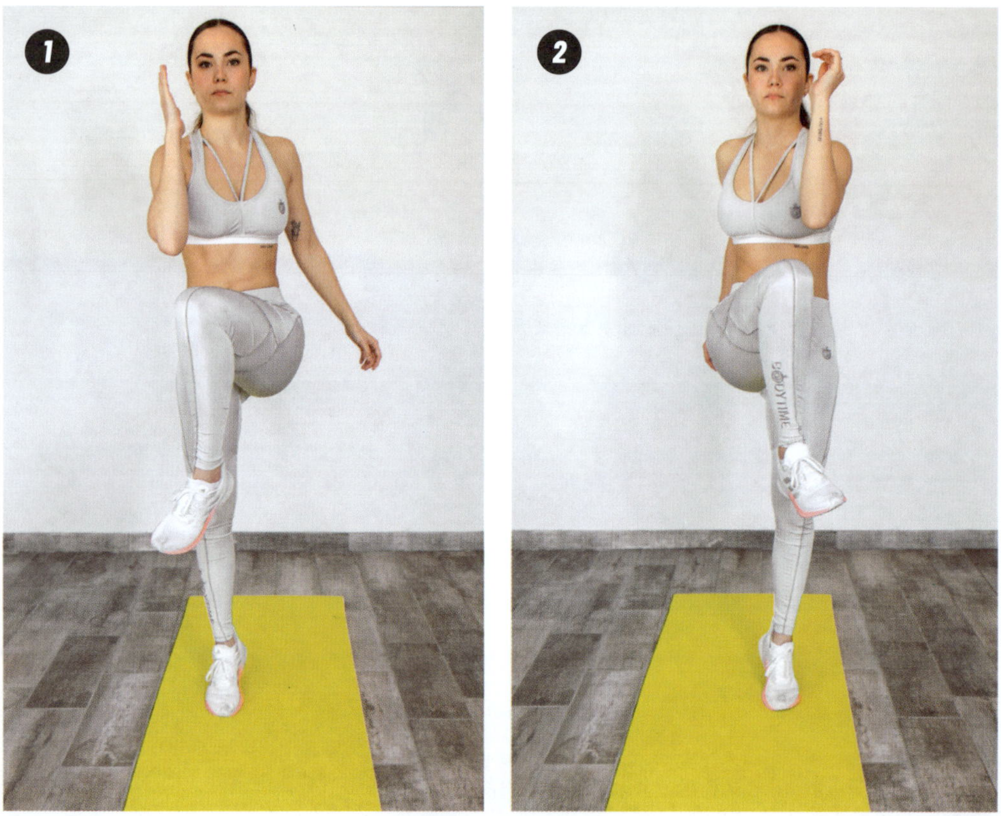

FOCUS
LE CARDIO

Quand on parle de perte de poids et masse graisseuse, le premier réflexe est de se tourner vers le cardio, comme la course à pied par exemple... **Le cardio est toutefois, et avant tout, intéressant pour travailler le système cardio-vasculaire** et il n'est pas suffisant pour une perte de poids durable. **Il faut toujours le coupler avec du renforcement musculaire et de la musculation.** En effet, **le cardio permet d'augmenter la dépense calorique** au moment de l'exercice, donc de consommer du gras, mais il ne stimule pas le métabolisme de base. En revanche, **le renforcement musculaire et la musculation** brûlent moins de calories sur le moment, mais ils **permettent d'augmenter la densité musculaire, et donc la consommation quotidienne de calories**, ce qu'on appelle le métabolisme de base. Ceci facilite, même au repos (en dehors des entraînements), la perte de poids. Pour que cette dernière soit durable, il est donc conseillé de coupler les deux afin d'avoir tous les bénéfices sur le court et le long termes. Notre programme est ainsi basé sur ce principe : **alliance cardio et renforcement musculaire.**

CIRCUIT 4

I. Scorpions

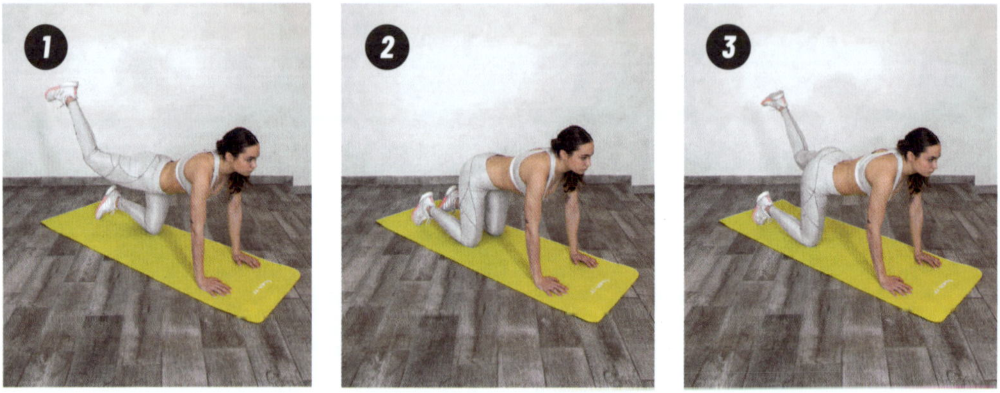

II. Burpees

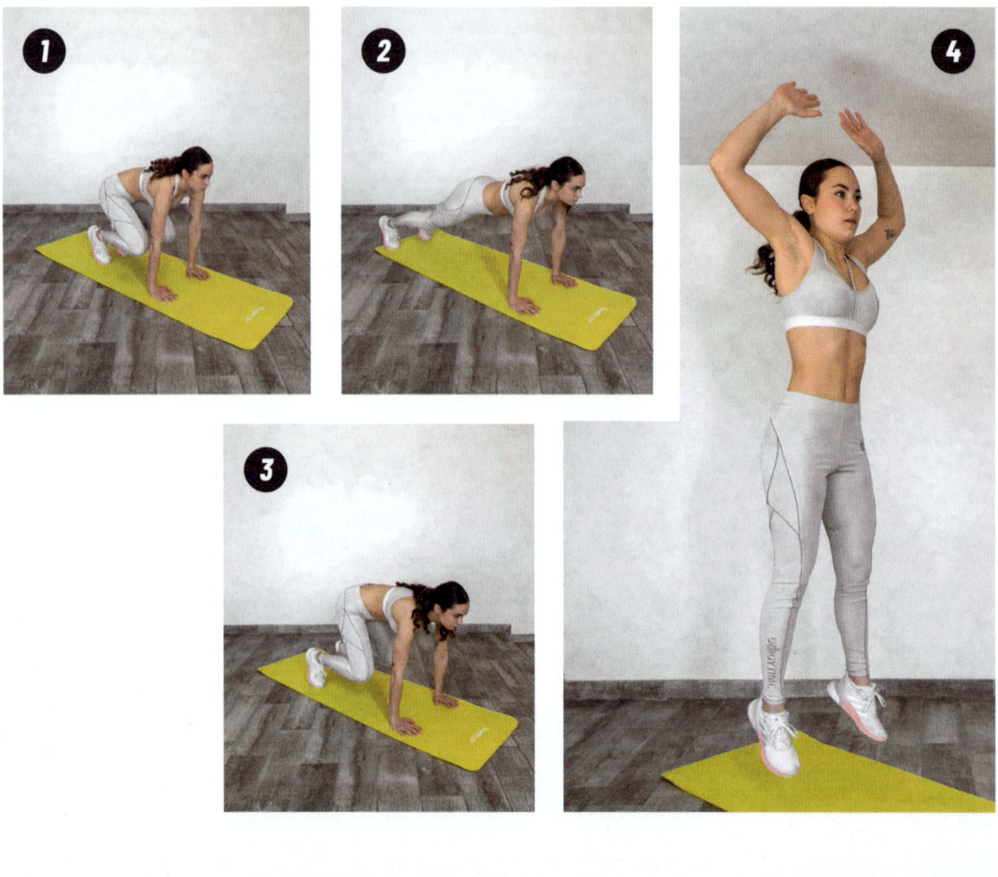

CIRCUIT 5

I. Fentes sautées

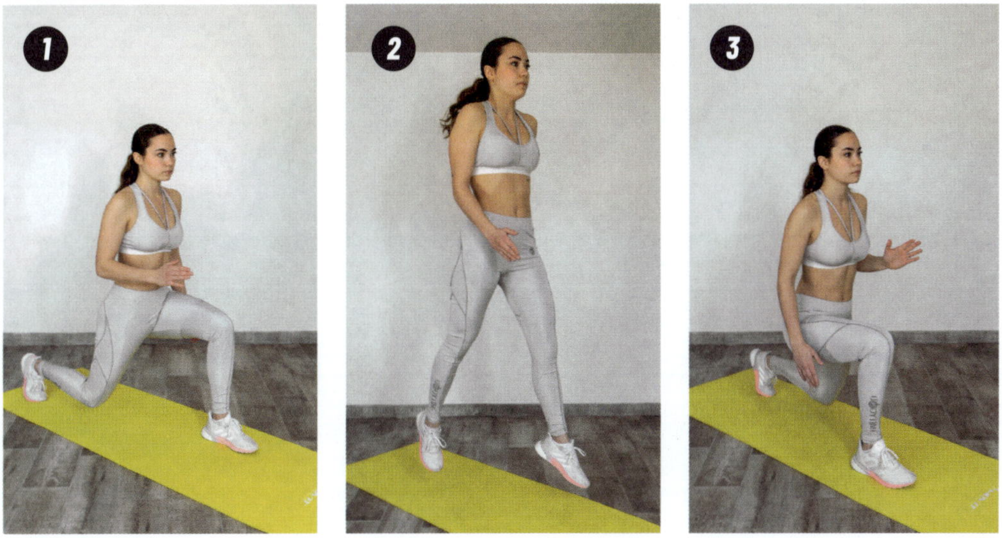

II. Boxe coups droits latéraux

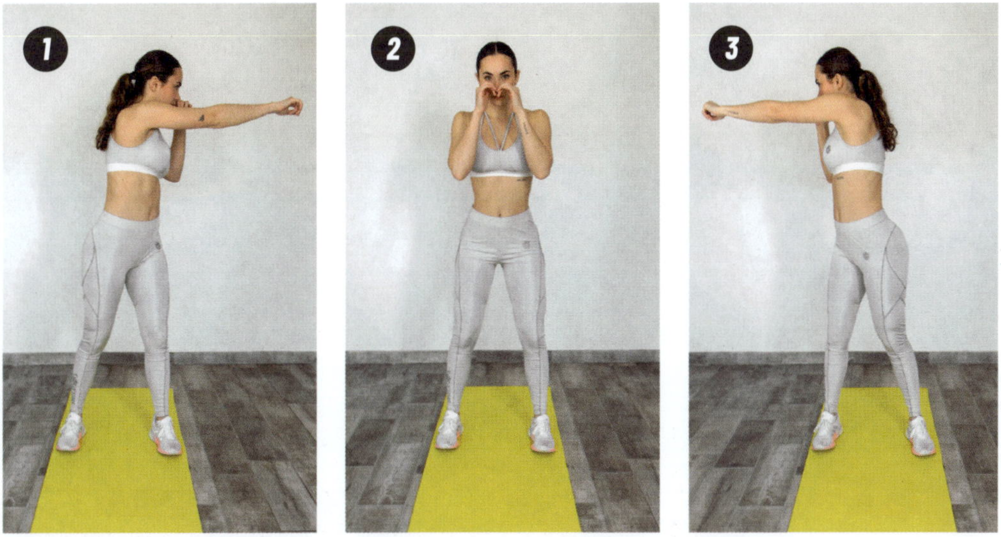

FOCUS

ÉVITER LES BLESSURES

Pour être en forme et en bonne santé, il est primordial d'éviter les blessures. C'est pour cela que nous vous recommandons de faire **un bon échauffement avant de débuter votre séance** afin de préparer le système cardio-vasculaire mais aussi les articulations. **Il est important de boire beaucoup d'eau pendant et en dehors des séances.** Nous conseillons, en général, 1 litre d'eau par heure d'entraînement et au moins 1,5 à 2 litres d'eau par jour. Veillez également à ce que votre exécution soit bonne sur tous les mouvements afin de ne pas mettre votre corps en position dangereuse, et **pensez à rester gainées pour protéger votre dos**. Cela est important même sur des mouvements du quotidien, comme porter les courses ou se baisser pour ramasser quelque chose. **Pour garder une bonne mobilité, nous vous conseillons aussi de vous étirer.**

CIRCUIT 6

I. Relevés de bassin et rebonds

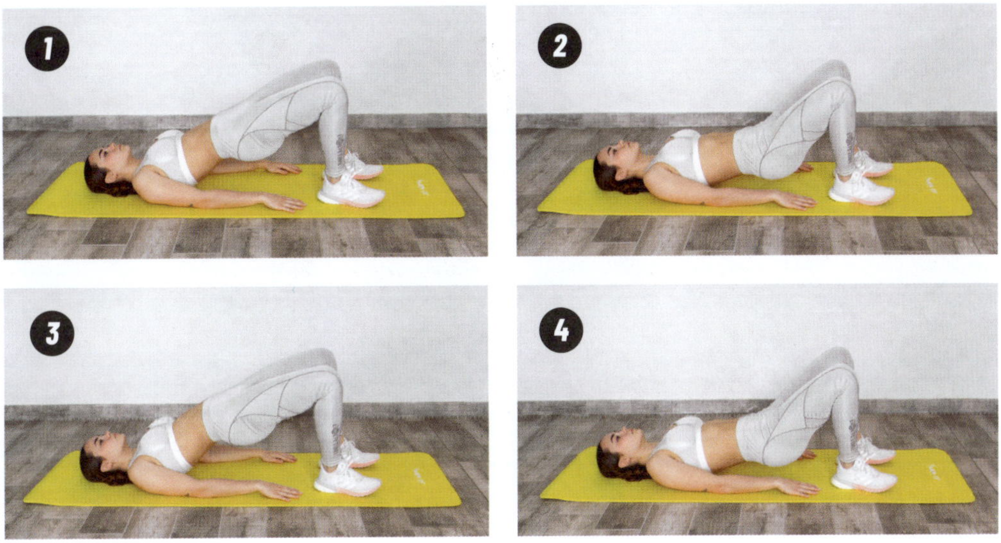

II. Talons-fesses

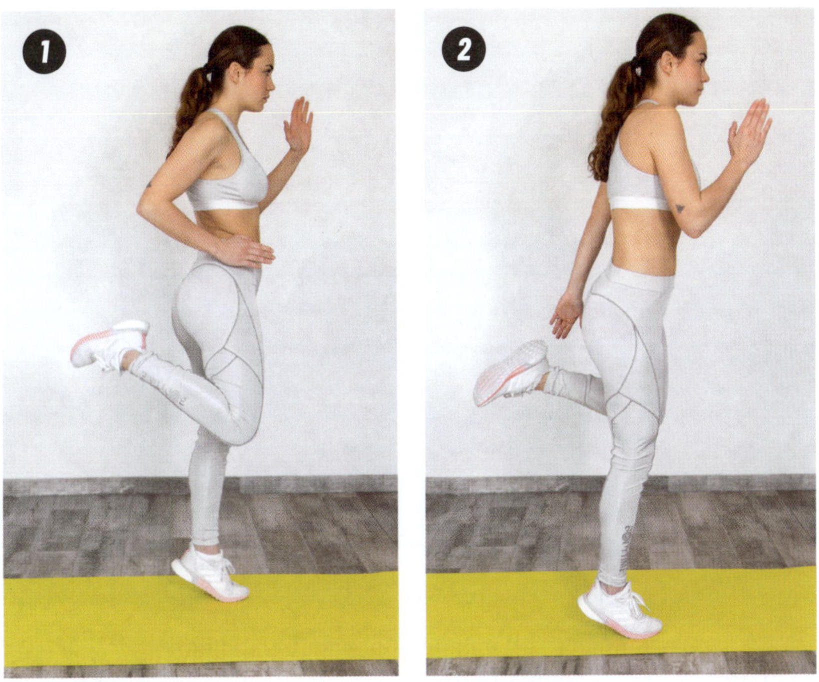

CIRCUIT 7

I. Soulevés de terre à 1 jambe

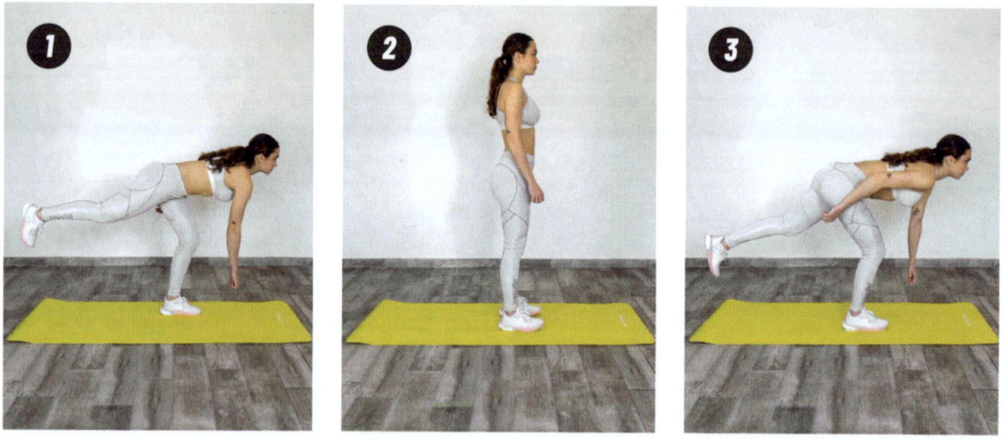

II. Ciseaux devant et derrière

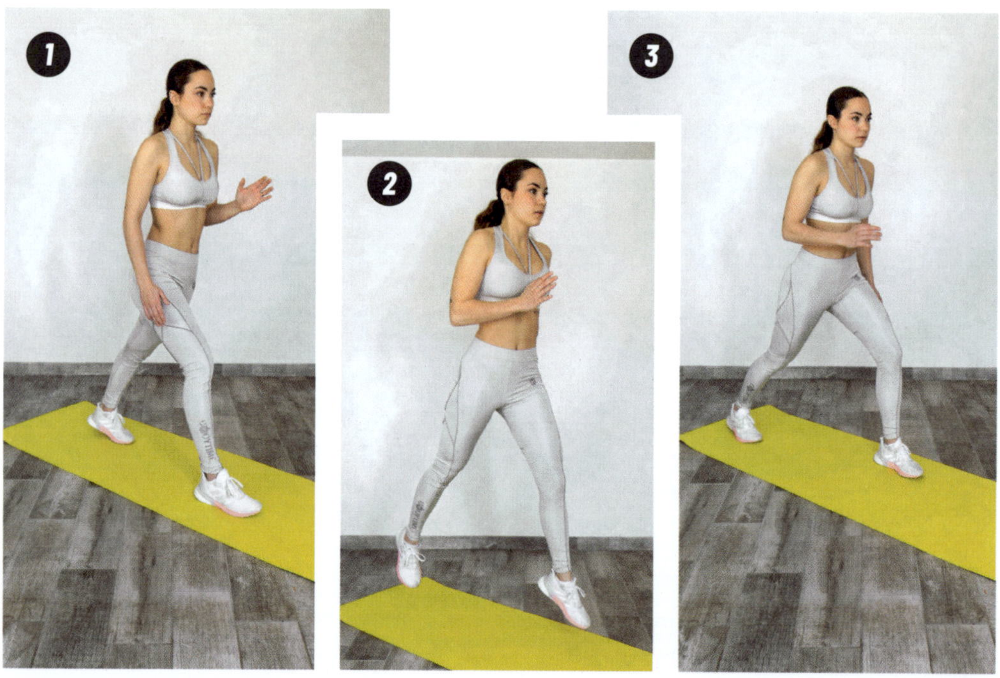

CIRCUIT 8

I. Demi-squats mollet

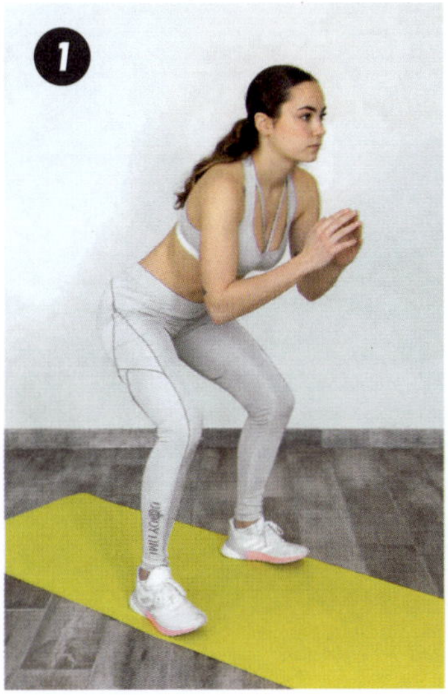

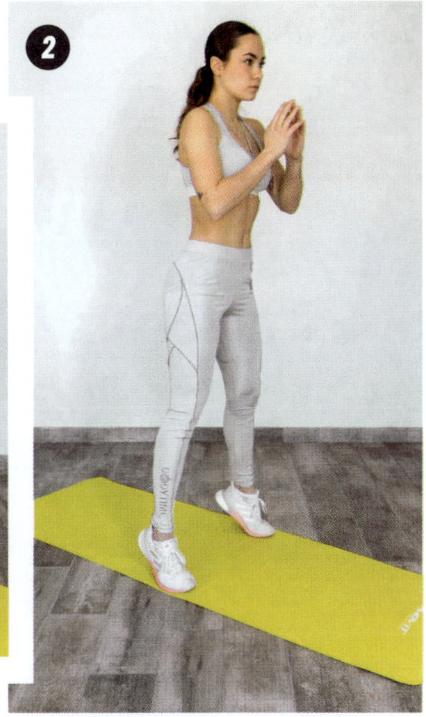

II. Montées de genoux

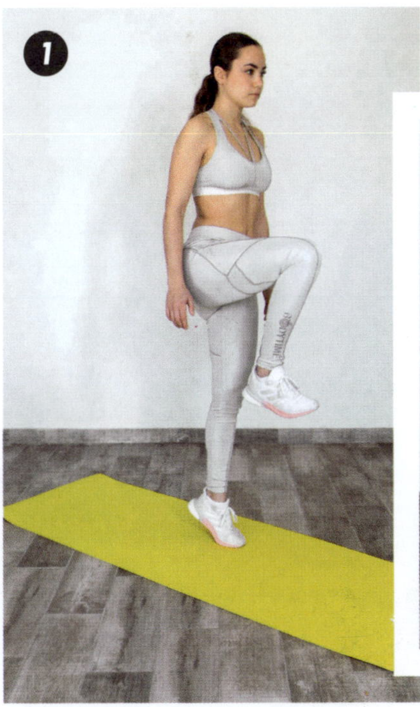

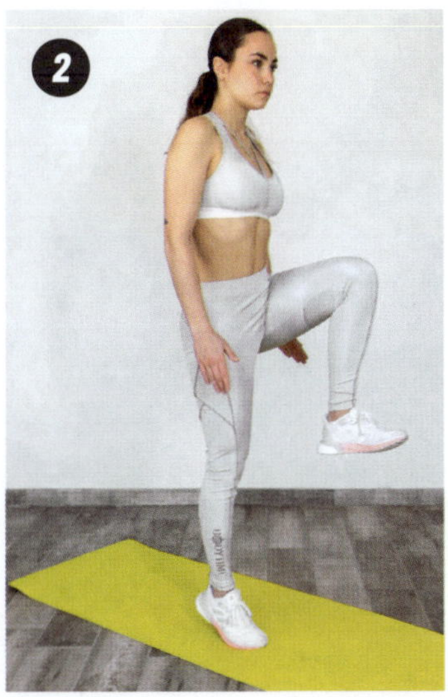

FOCUS
LA RÈGLE DES 3

Démarrer une nouvelle activité ou un nouveau programme sportif n'est pas toujours facile. On est motivé au début, puis la motivation s'estompe vite une fois les premiers jours passés. C'est la rigueur qui vous fait continuer ! Mais, pour vous aider à rester motivées, pensez toujours à la règle des 3. **Les 3 premiers jours seront toujours difficiles**, comme pour tout changement : le corps est surpris, on n'a pas l'habitude et cela demande beaucoup d'efforts ! Mais, ensuite, **au bout de 3 semaines, cela devient une habitude** que vous aurez intégrée dans votre quotidien : ce sera déjà beaucoup plus simple. À la fin du programme, vous serez donc habituées et peut être même accros à vos séances. Enfin, **au bout de 3 mois, vous ne pourrez plus vous en passer** car cela fera partie de votre quotidien et sera devenu une habitude ancrée. Comme un décollage en avion, le départ demande beaucoup d'efforts et d'énergie, mais, une fois en l'air, on peut profiter de la vue. **Donc accrochez-vous et restez motivées !**

CIRCUIT 9

I. Squats sur les talons

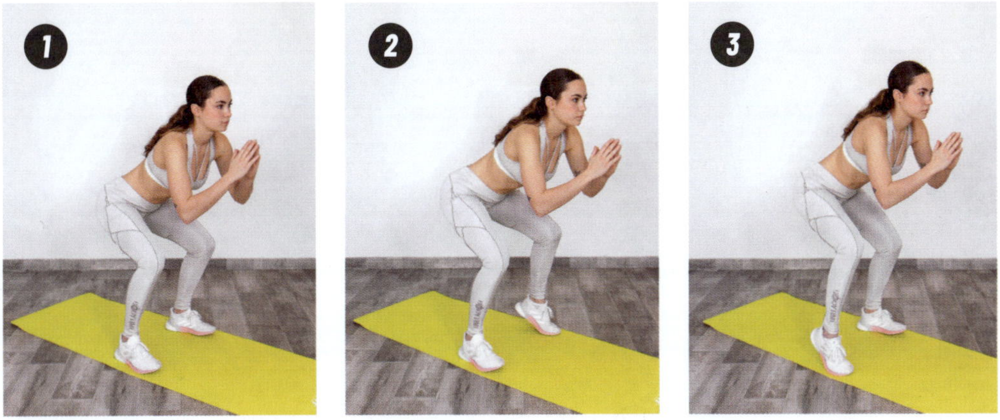

II. Tipping

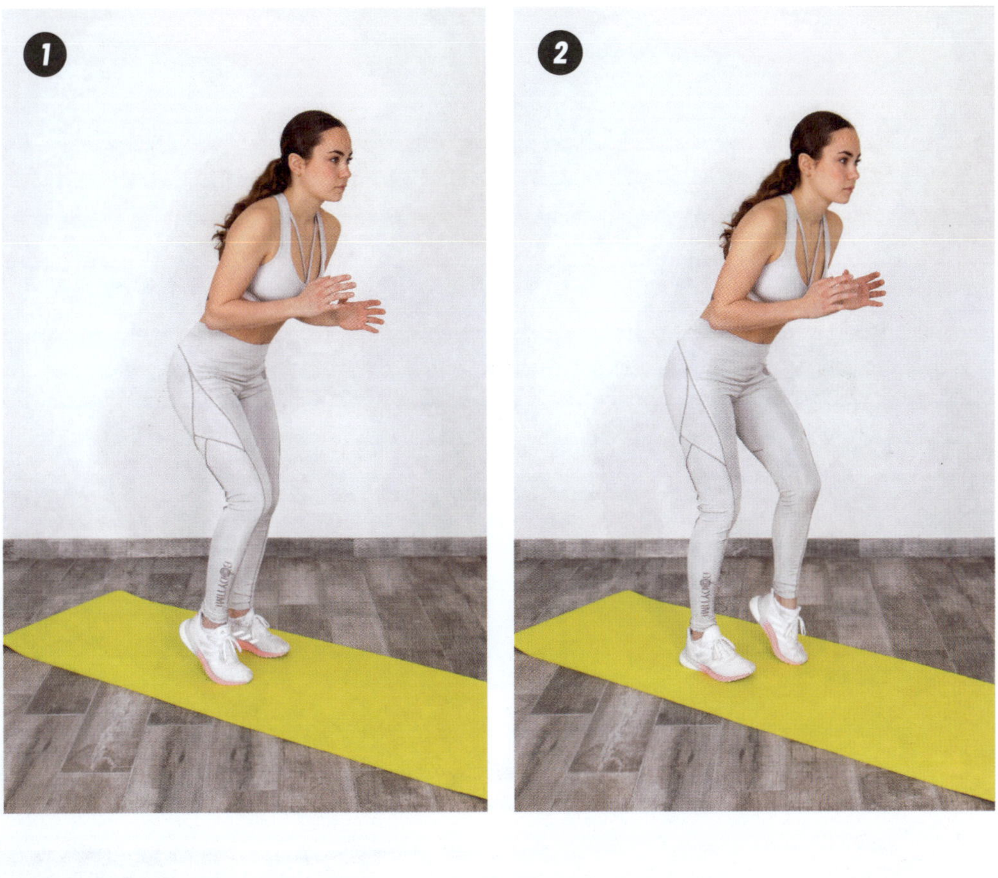

SUITE

SÉANCE 1 | LEG DAY / CARDIO

40 MIN | REPRENDRE LES 9 CIRCUITS TRAINING + CIRCUIT 10

REPOS ENTRE CHAQUE CIRCUIT **50 SEC**

CIRCUIT 10

I. Squats écartés et resserrés (en sautant)

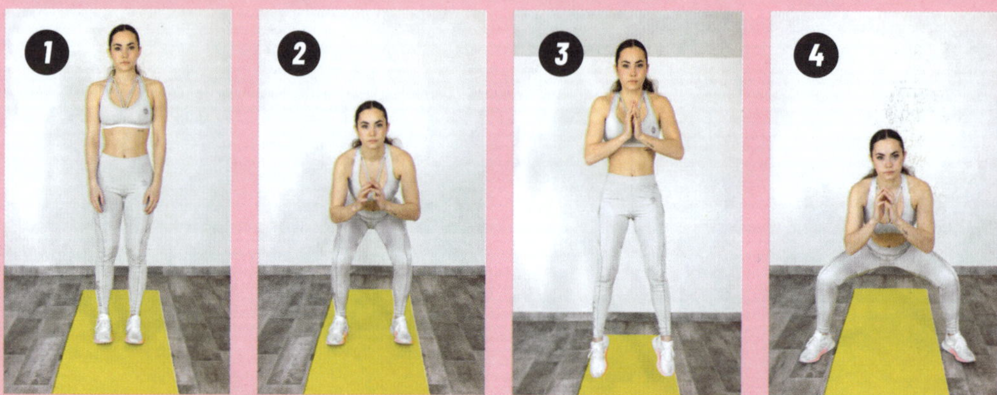

II. Uppercuts

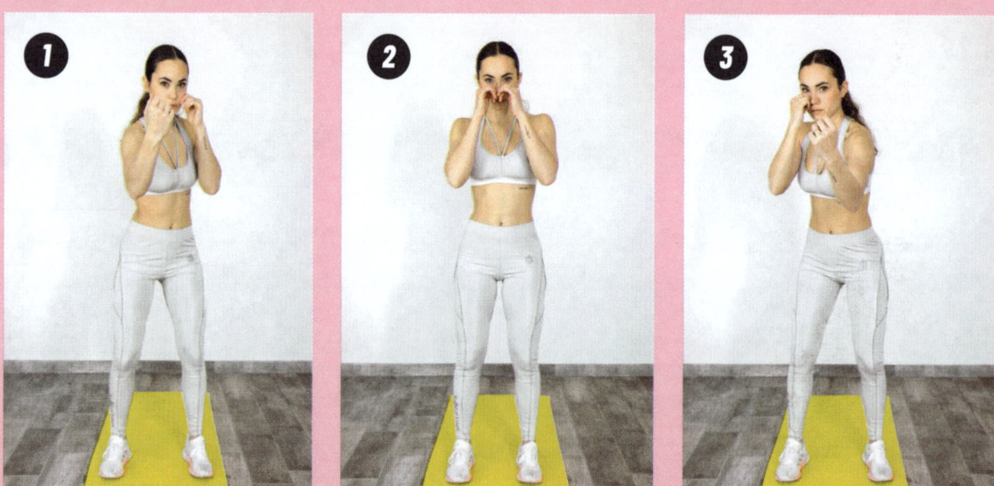

SUITE

SÉANCE 1 | LEG DAY / CARDIO

40 MIN | REPRENDRE LES 10 CIRCUITS TRAINING + CIRCUIT 11

REPOS ENTRE CHAQUE CIRCUIT **30 SEC**

CIRCUIT 11

I. Tapes derrière

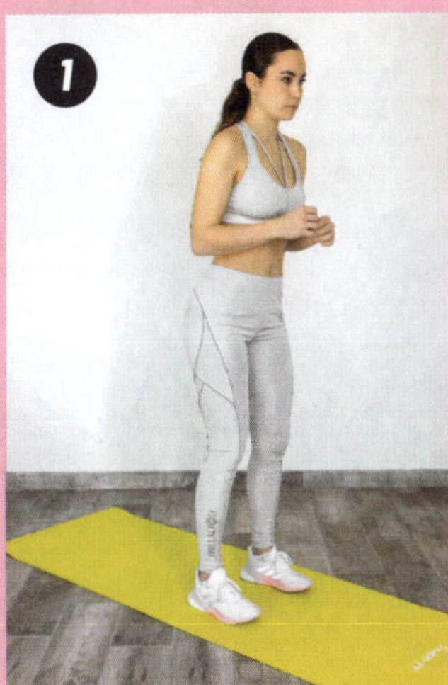

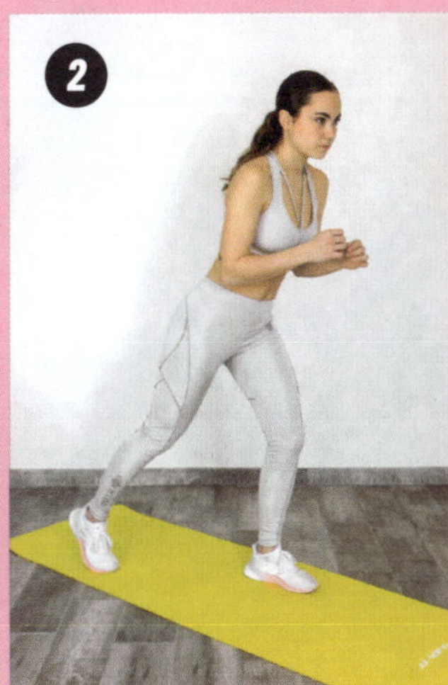

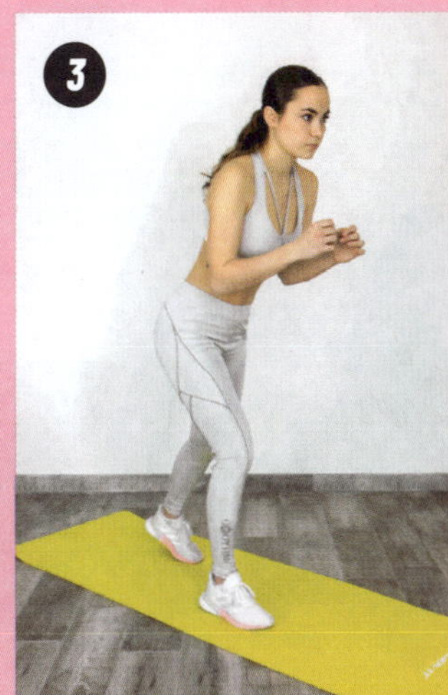

II. 3 petits pas et 1 genoux

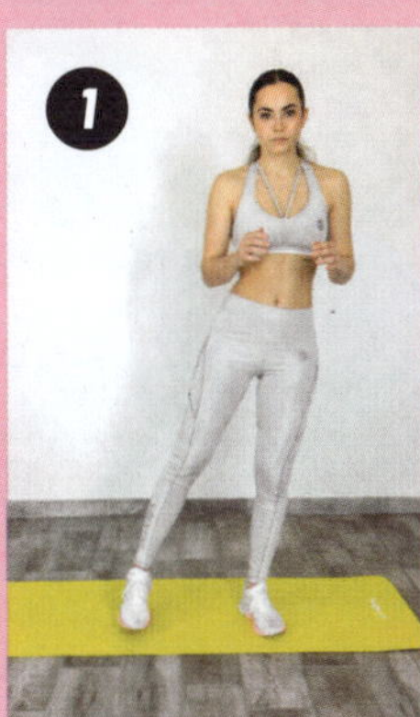

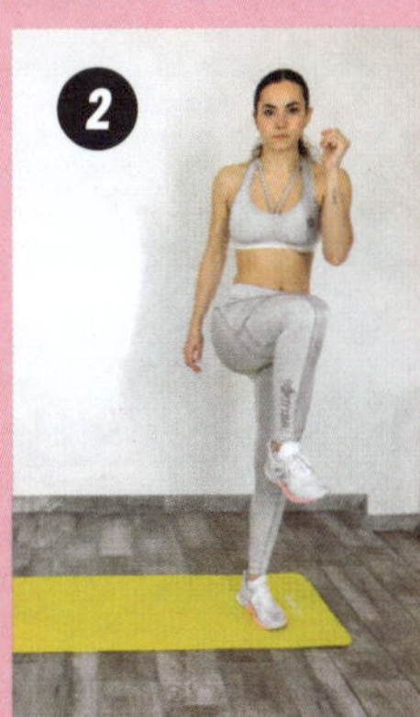

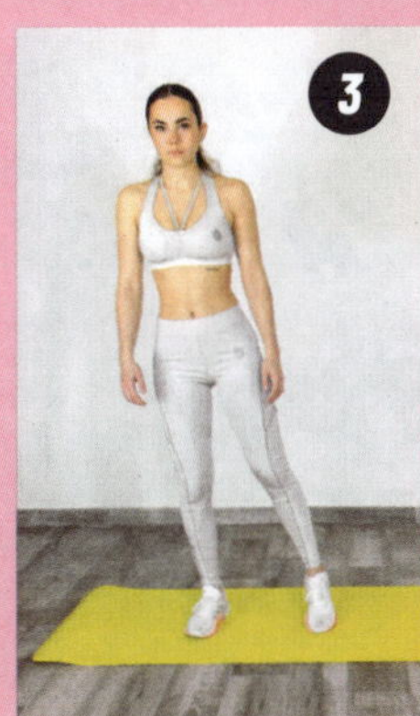

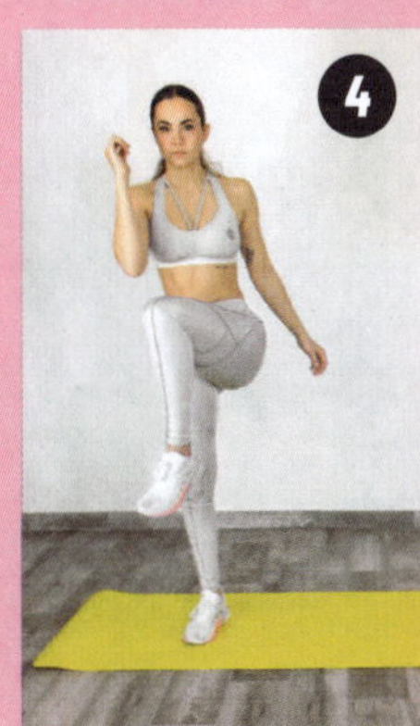

SÉANCE 2 | HAUT DU CORPS ET ABDOS / CARDIO

40 MIN | 9 CIRCUITS TRAINING

CIRCUIT 1

I. Gainage grimpeur

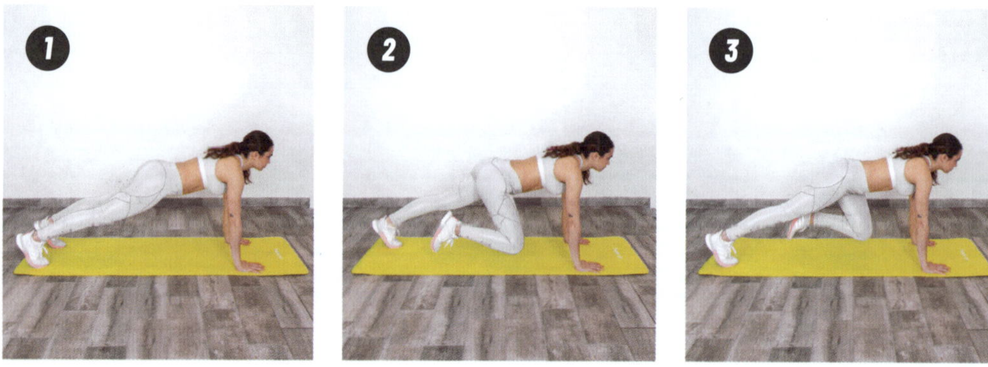

II. Tipping

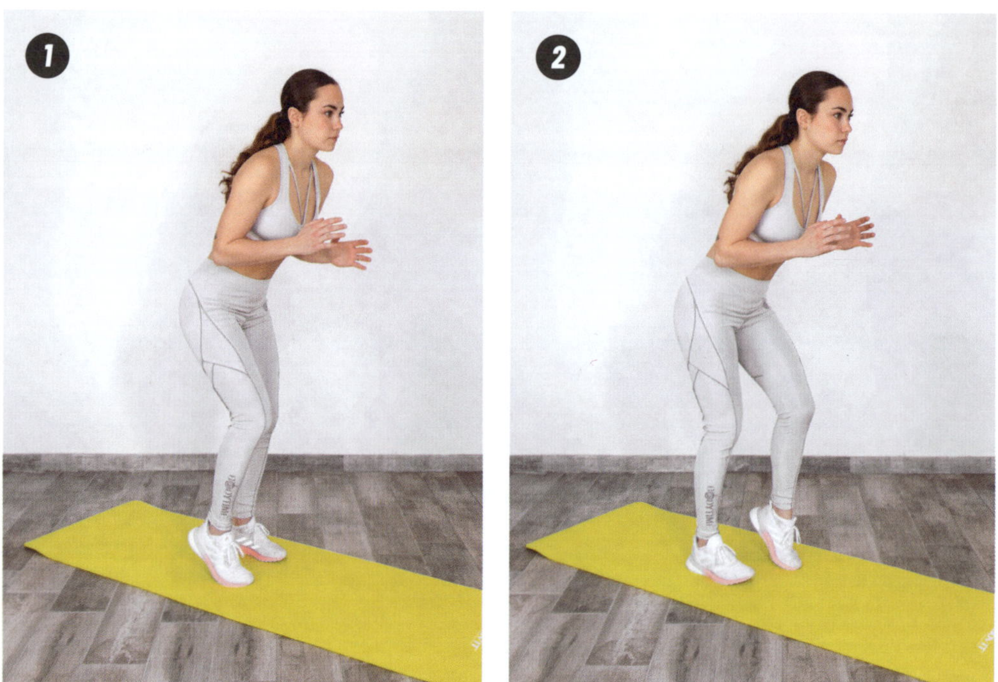

ÉCHAUFFEMENT **3 MIN**	1 CIRCUIT **3 MIN**	2 EXERCICES À ALTERNER **TOUTES LES 30 SECONDES**
REPOS ENTRE CHAQUE CIRCUIT **1 MIN**	ÉTIREMENTS **2 MIN**	

CIRCUIT 2

I. Pompes

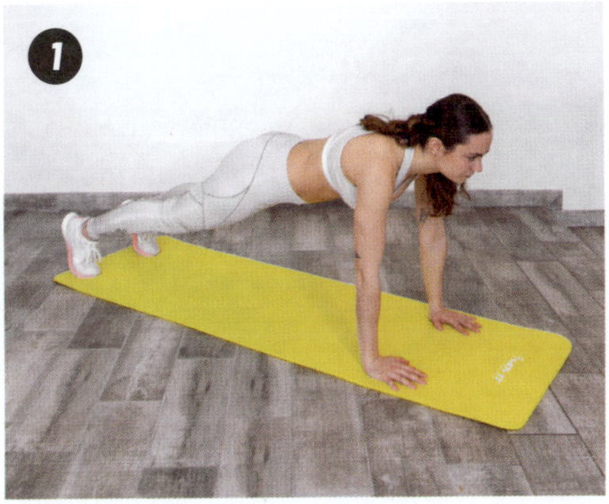

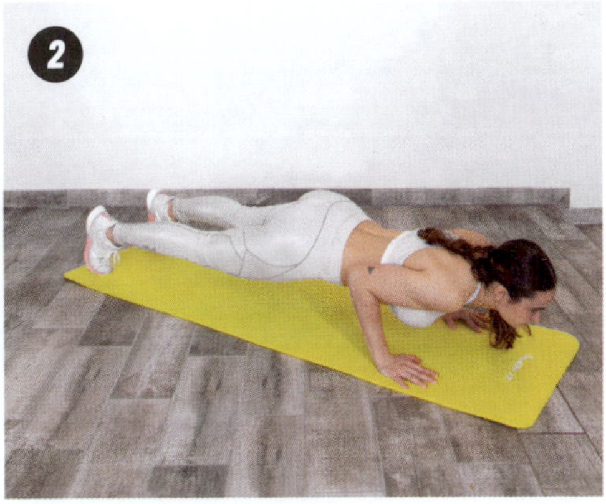

II. Step out

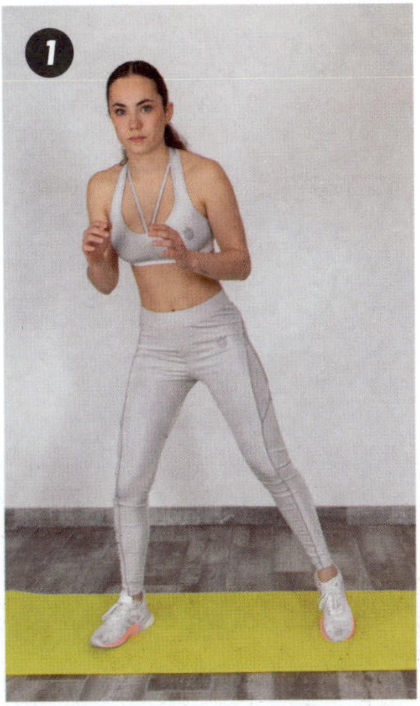

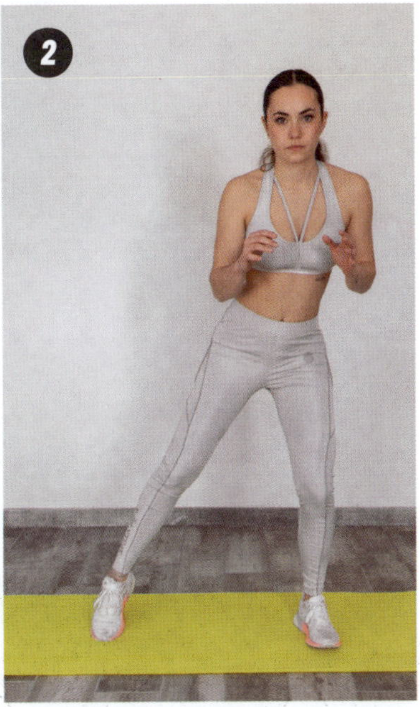

FOCUS
ZONE DE CONFORT

« Sortez de votre zone de confort ». On entend souvent cette phrase et c'est vrai qu'elle peut paraître simpliste, mais on a tous des habitudes ou des situations quotidiennes qui nous rassurent et dans lesquelles on se sent bien. Malheureusement, elles engendrent peu de changement et de progrès car elles sont justement habituelles. **Il est donc vraiment important de tester ses limites et de les repousser.** Si ce n'est pas difficile, si cela ne vous fait pas mal, alors vous ne changerez pas et perdrez l'opportunité de découvrir de nouvelles choses et d'avoir une vie vraiment passionnante. **Combattez vos peurs !** Essayez de faire des choses qui vous effraient habituellement. Vous serez ultra fières de vous, et surtout, **ce qui vous paraissait impossible devient réalisable.** Dans la vie, on ne regrette que très peu des choses qu'on a faites, mais bien plus de choses que l'on n'a pas osé faire. Lancez-vous et vivez sans regrets !

CIRCUIT 3

I. Petits cercles avec les épaules

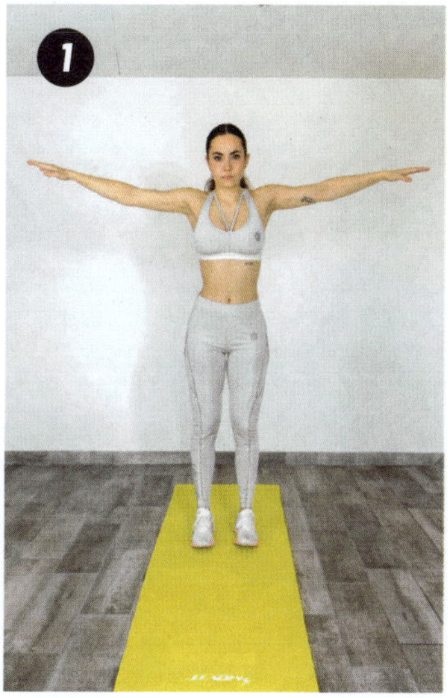

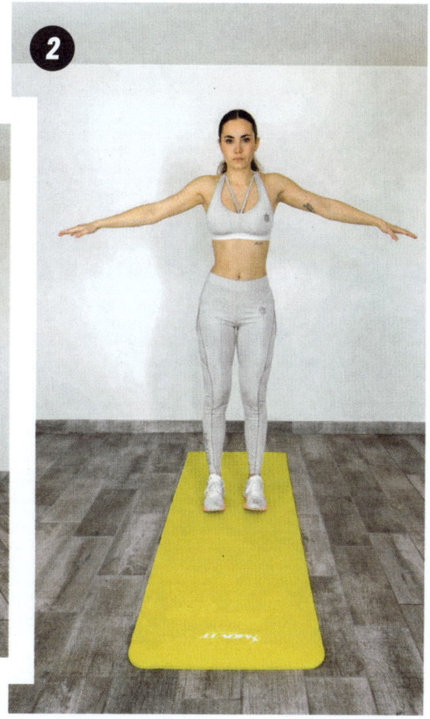

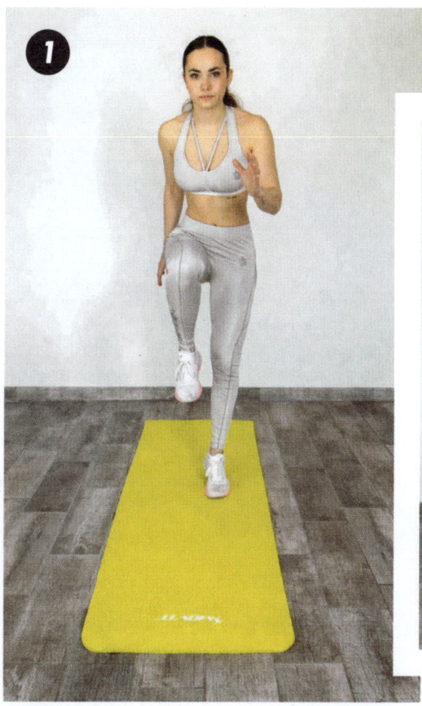

II. Course sur place

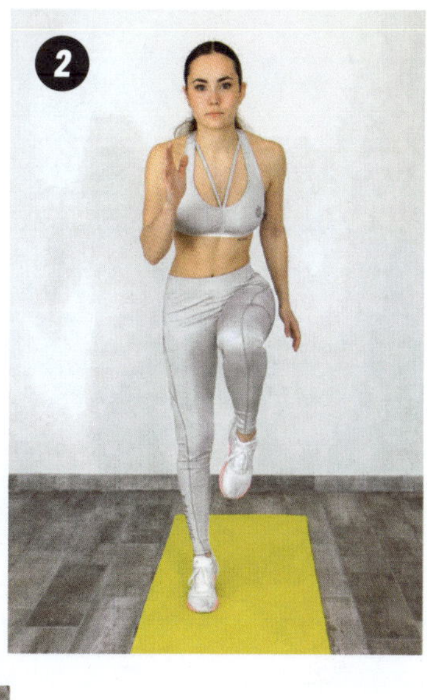

CIRCUIT 4

I. Doubles crunchs

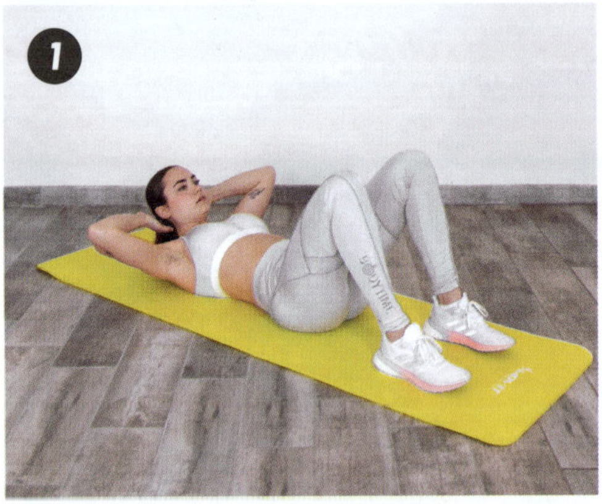

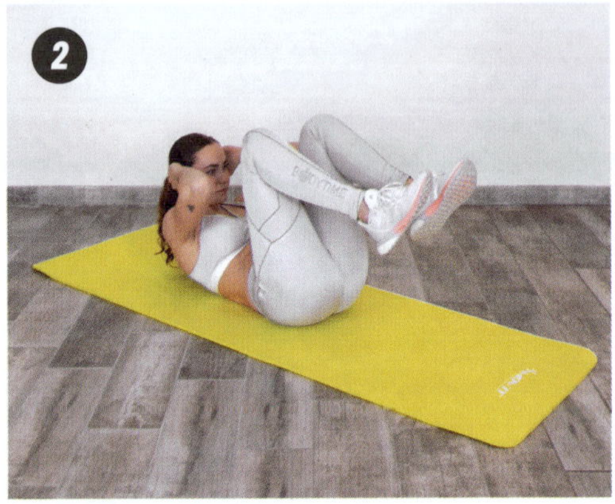

II. Ciseaux écartés et resserrés

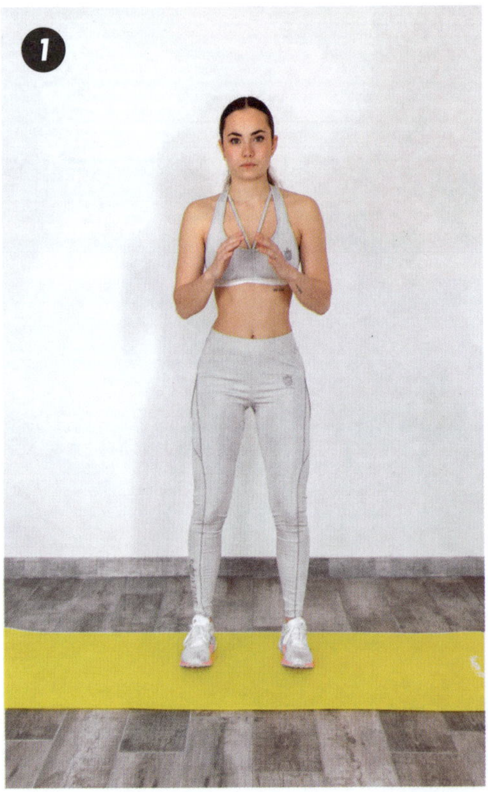

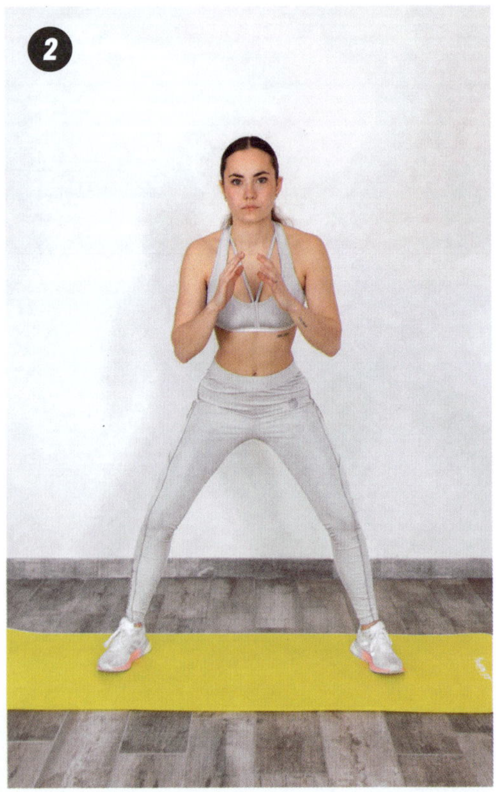

FOCUS

QUAND S'ENTRAÎNER ?

Quel est le meilleur moment de la journée pour s'entraîner ? Que ce soit **le matin, l'après-midi ou le soir, il n'y a pas réellement de différence**, cela dépend surtout de vous, de vos ressentis et de vos habitudes. Placez ainsi la séance quand vous le désirez en fonction de votre emploi du temps. **Il est toutefois plus intéressant de s'entraîner juste avant un repas car cela ouvre une fenêtre métabolique** : le repas après l'entraînement sera en effet mieux assimilé, ce qui permet de reconstruire les fibres cassées et de récupérer davantage. Ceci s'applique aussi bien pour un **objectif de perte de poids** que d'une **prise de muscle**. Et manger juste avant un entraînement demande beaucoup d'énergie au corps pour digérer : l'entraînement sera alors perturbé et moins efficace.

CIRCUIT 5

I. Pompes à droite et à gauche

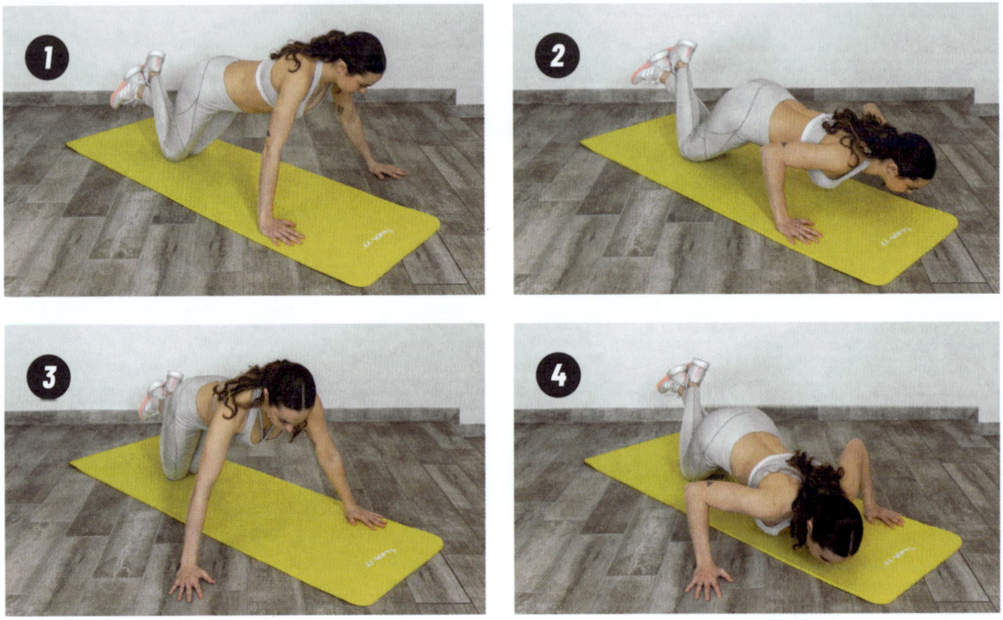

II. Coups de genoux

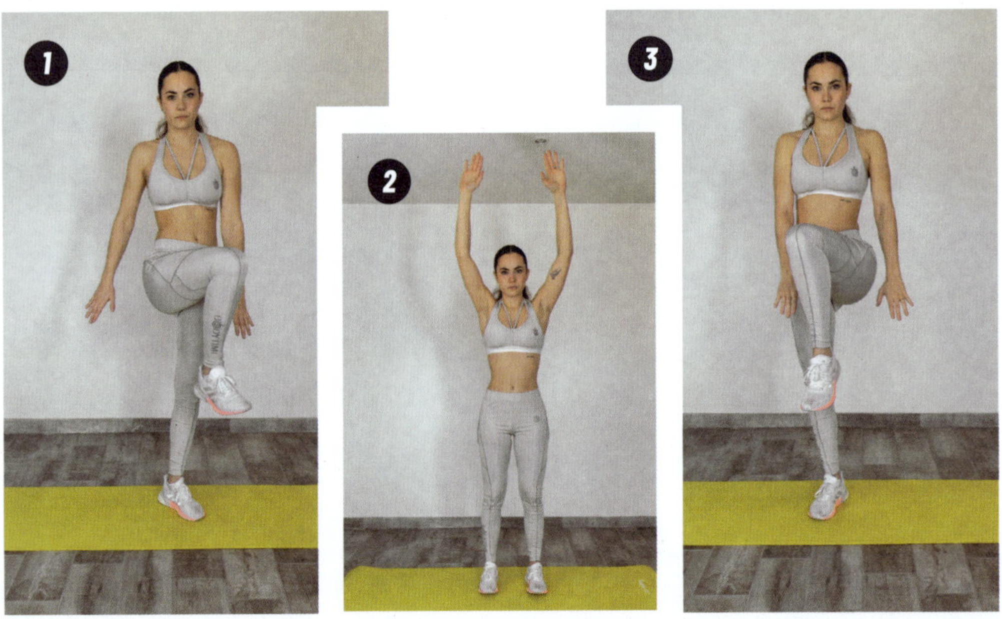

CIRCUIT 6

I. Relevés de buste à plat ventre

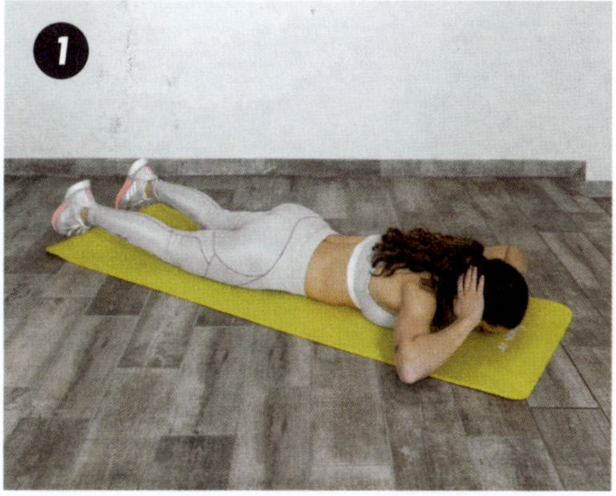

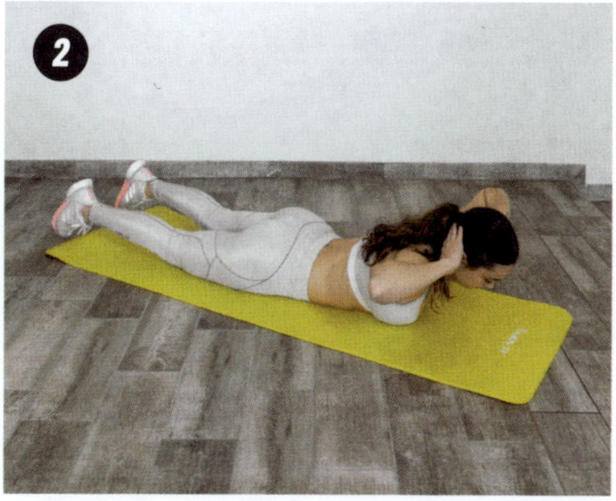

II. Talons-fesses

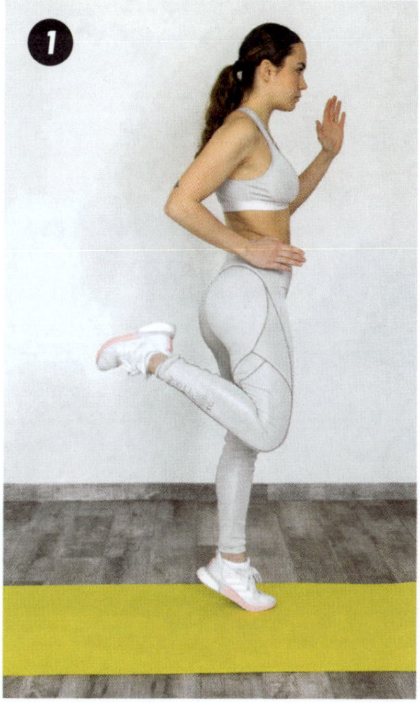

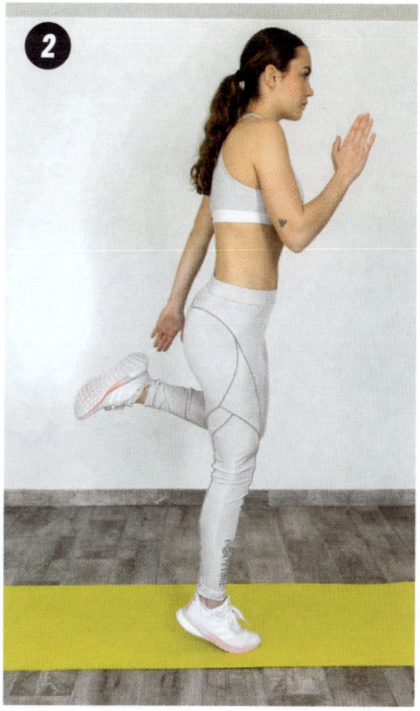

FOCUS
LES BURPEES

Quand on parle d'exercice cardio, le premier mot qui doit vous venir en tête est « burpees ». C'est certainement le mouvement le plus détesté de tous et tu les retrouveras à plusieurs reprises dans le programme. C'est un **exercice cardio-vasculaire** où l'on passe d'une position au sol à une position sautée. Il est donc **très complet et sollicite le corps entier** ainsi que le système cardio-vasculaire. Plusieurs variantes sont possibles (avec ou sans la pompe, avec ou sans le saut), mais, dans tous les cas, l'objectif reste le même : travailler son cardio de manière très efficace dans un espace réduit. **Il permet également de s'évaluer, d'analyser sa condition physique actuelle et sa progression.** Dans notre programme, nous les proposons sans les pompes.

CIRCUIT 7

I. Gainage oblique

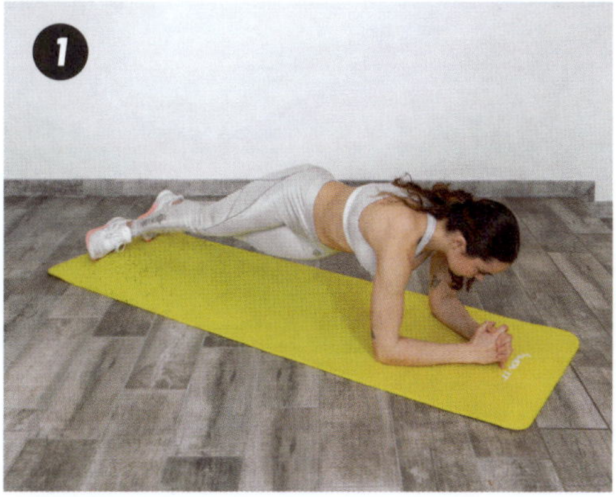

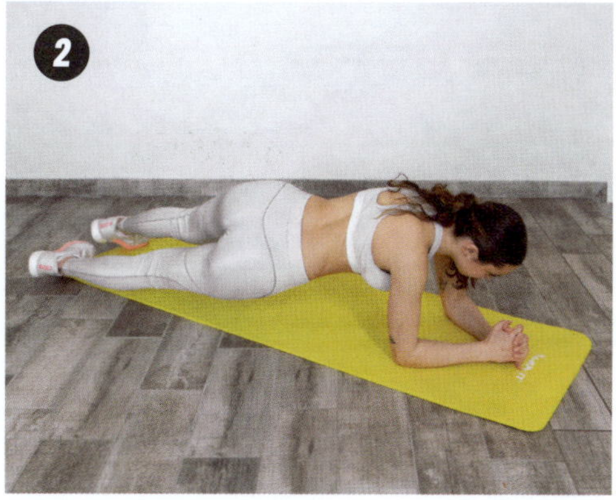

II. Burpees

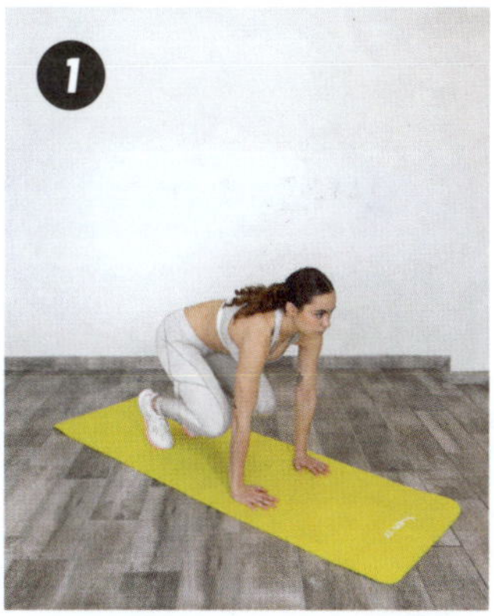

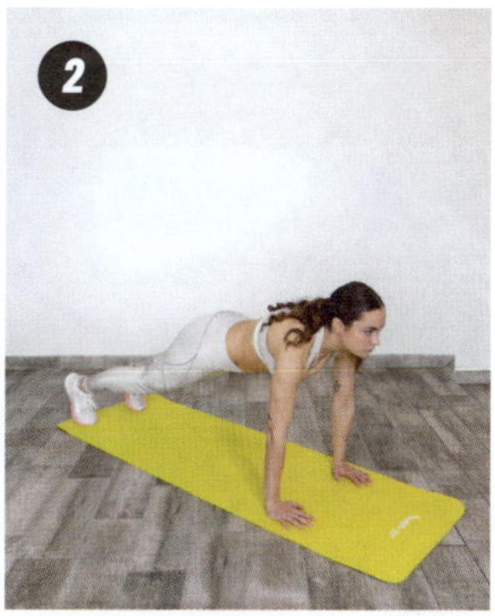

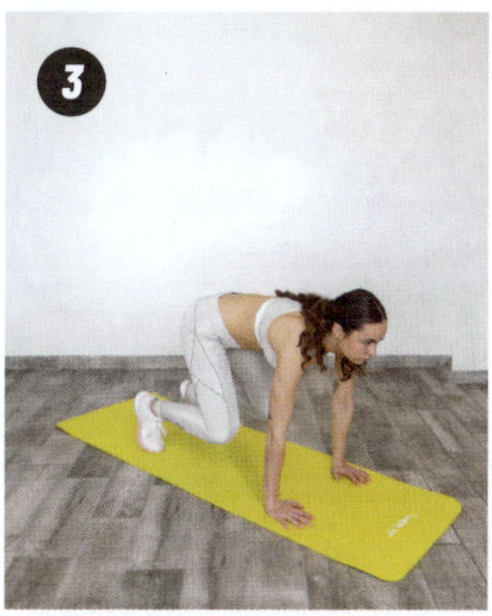

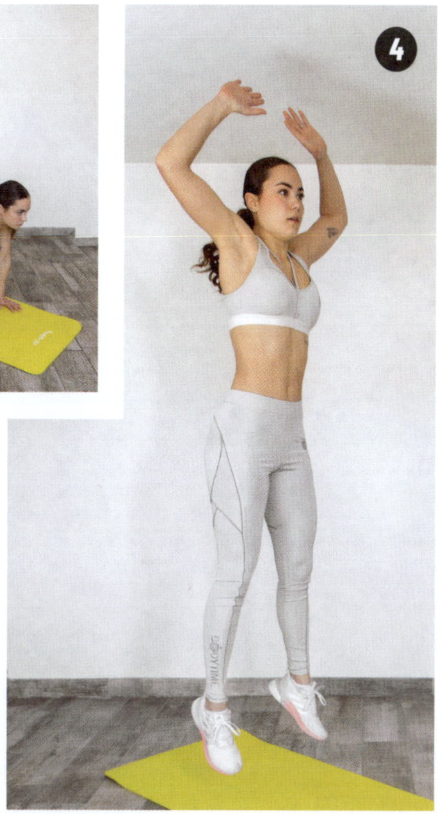

CIRCUIT 8

I. Pompes larges

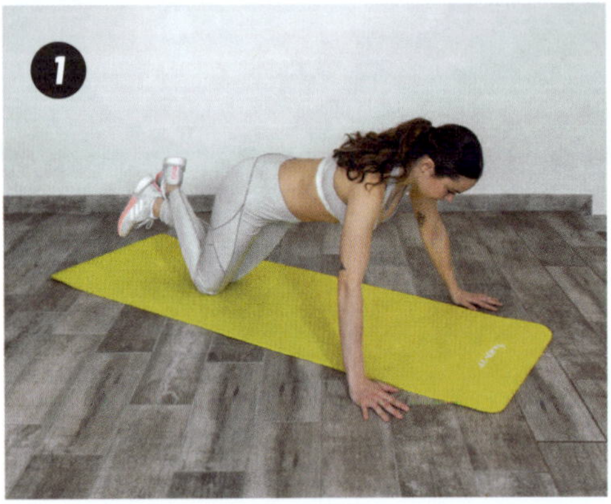

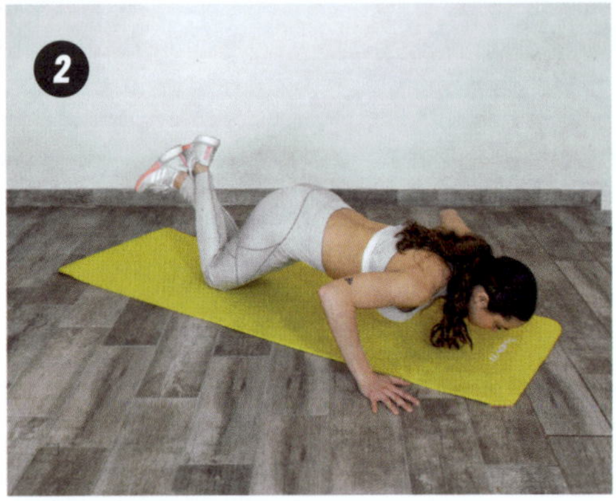

II. Uppercuts

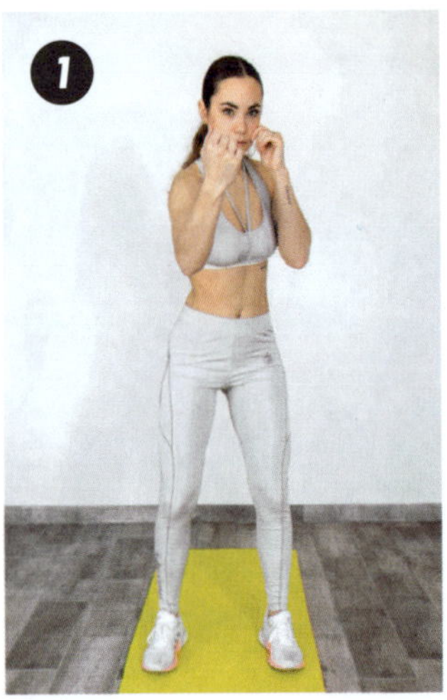

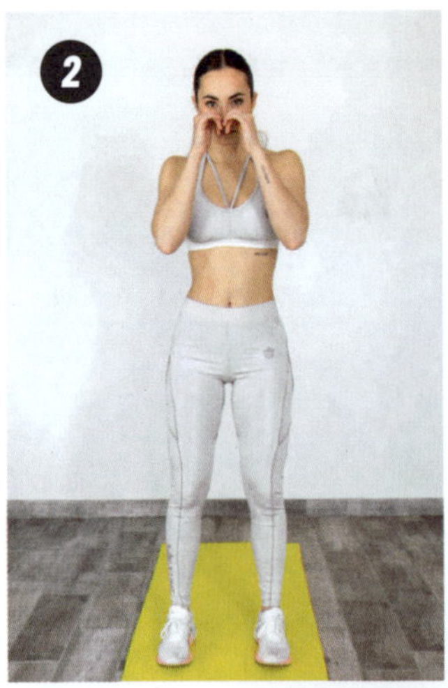

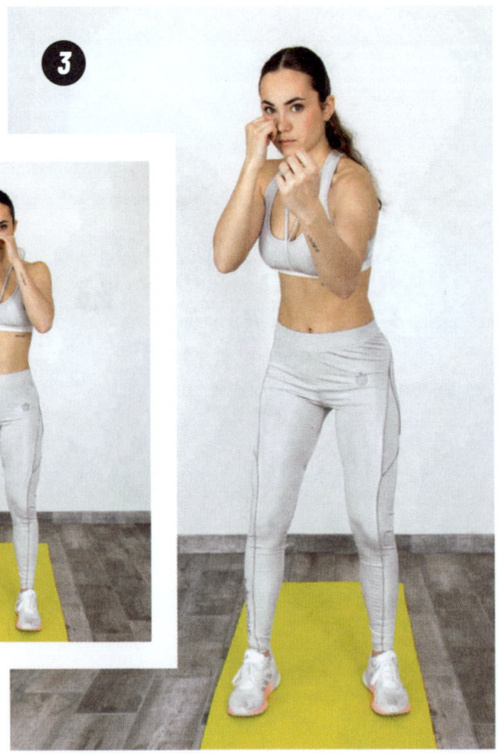

CIRCUIT 9

I. Russian twists

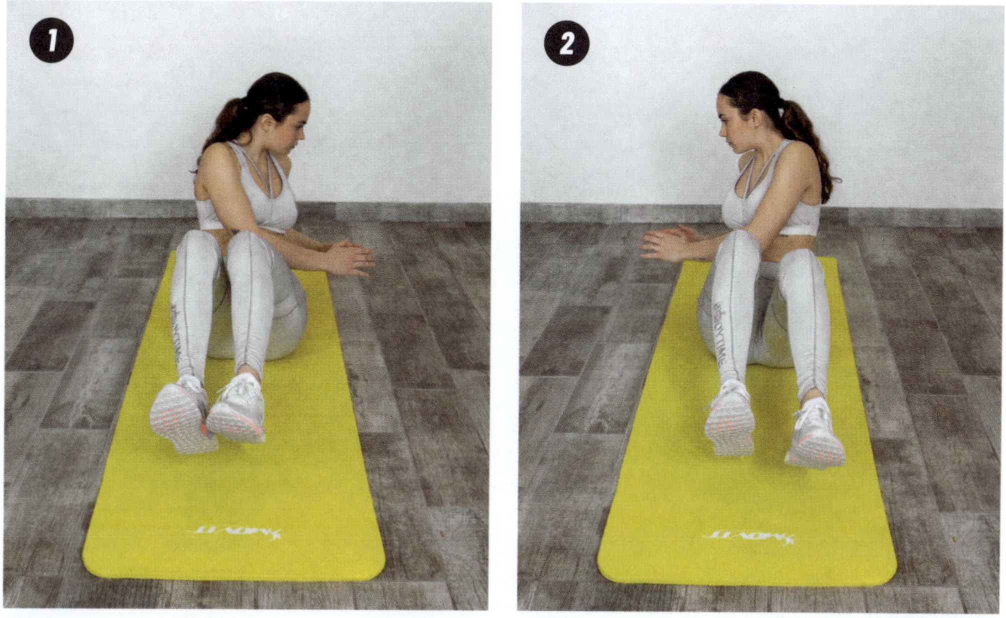

II. Jumping Jack à 1 bras

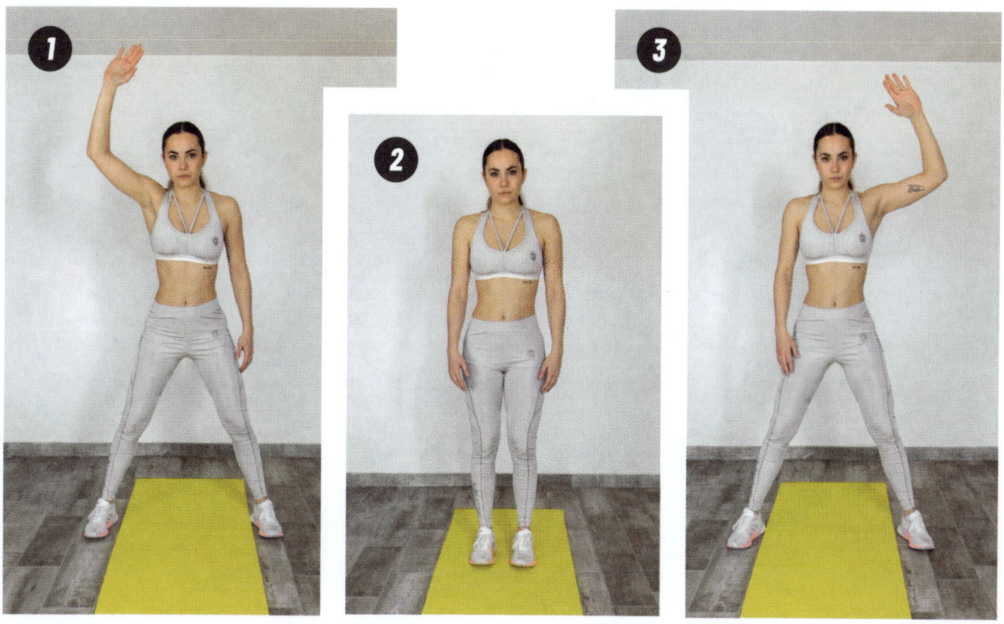

SUITE

SÉANCE 2 | HAUT DU CORPS ET ABDOS / CARDIO

40 MIN | REPRENDRE LES 9 CIRCUITS TRAINING + CIRCUIT 10

REPOS ENTRE CHAQUE CIRCUIT **50 SEC**

CIRCUIT 10

I. Tire à la corde buste penché

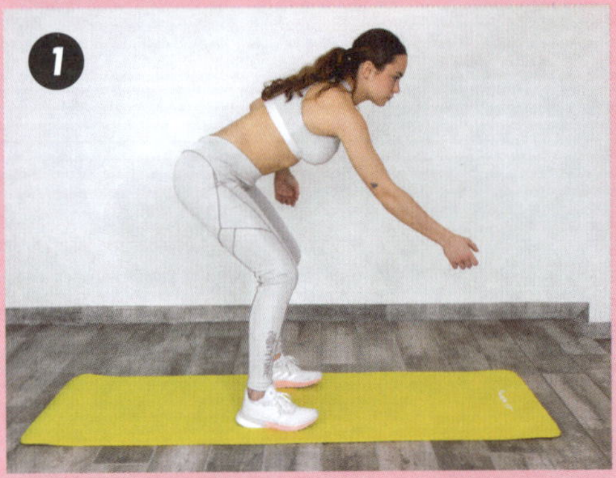

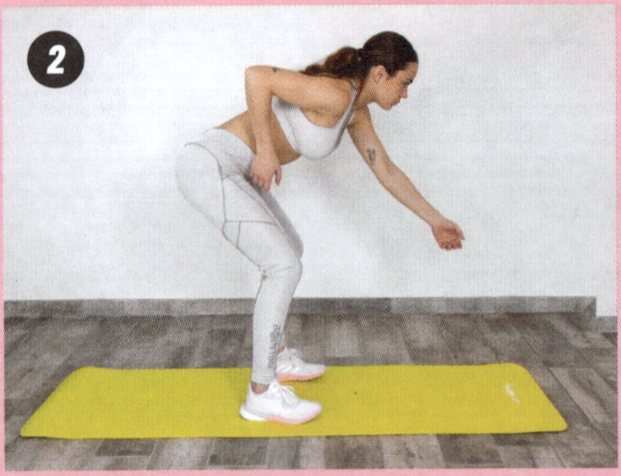

II. Kicks

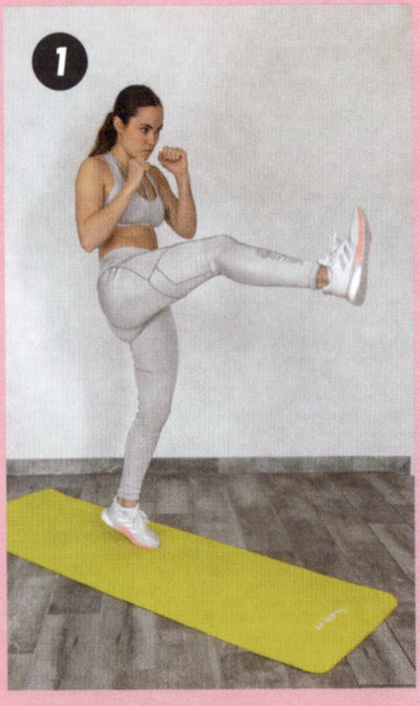

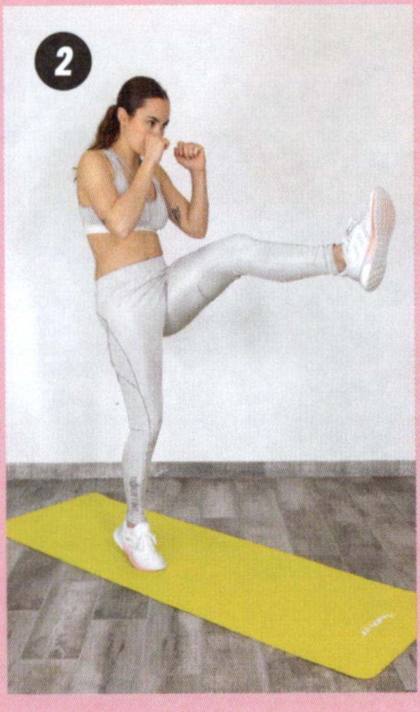

SUITE

SÉANCE 2 | HAUT DU CORPS ET ABDOS / CARDIO

40 MIN | REPRENDRE LES 10 CIRCUITS TRAINING + CIRCUIT 11

REPOS ENTRE CHAQUE CIRCUIT **30 SEC**

CIRCUIT 11

I. Gainage à genoux et rotations internes

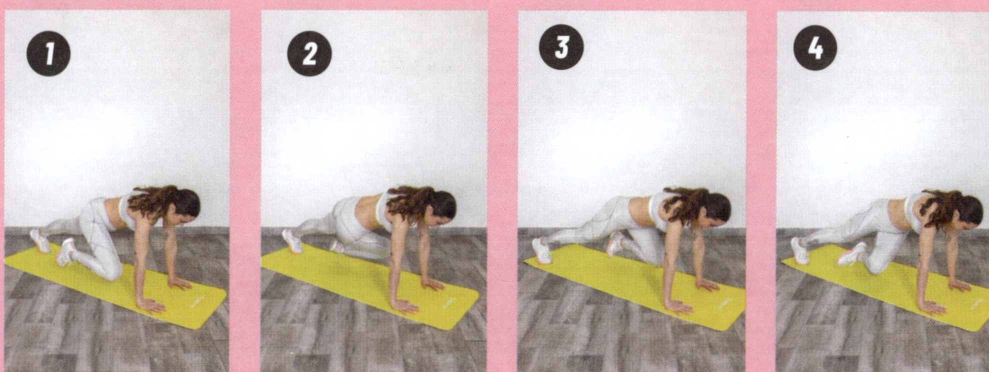

II. Montées de genoux

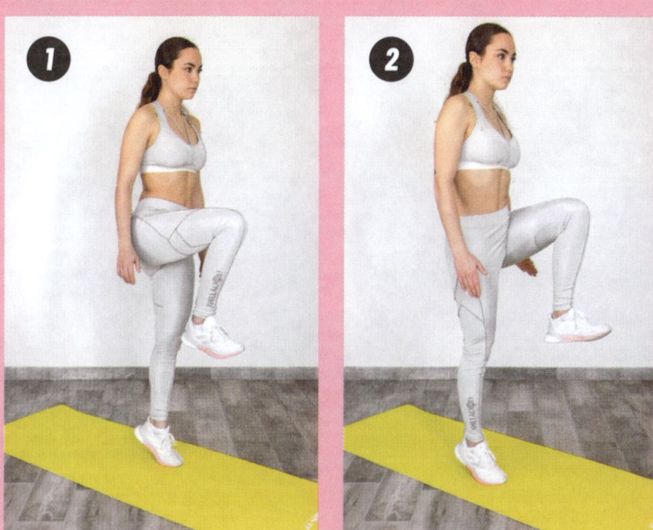

SÉANCE 3 | LEG DAY / CARDIO

40 MIN | 9 CIRCUITS TRAINING

CIRCUIT 1

I. Soulevés de terre à 1 jambe

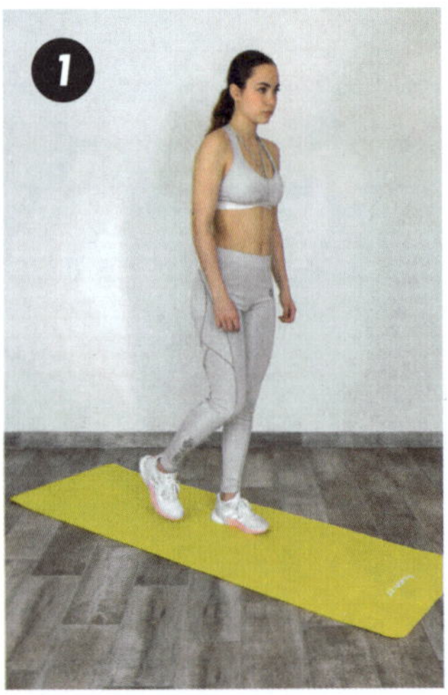

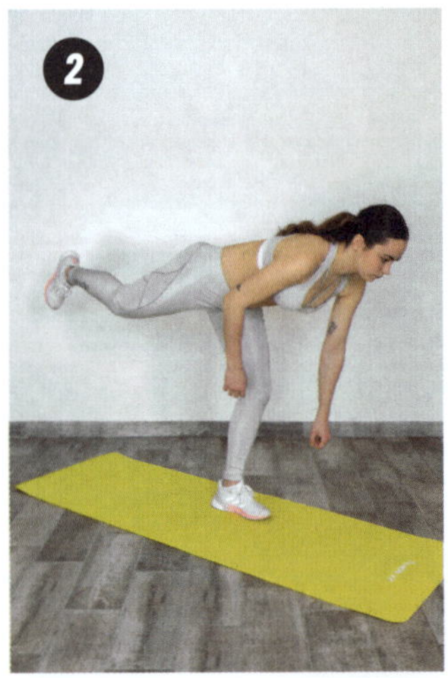

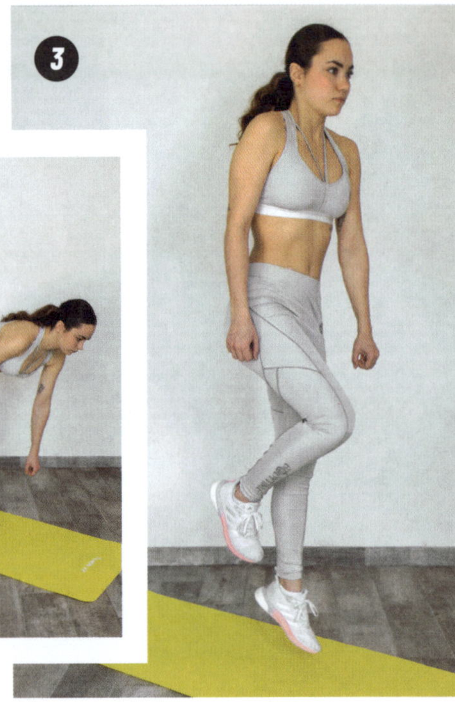

II. Talons-fesses

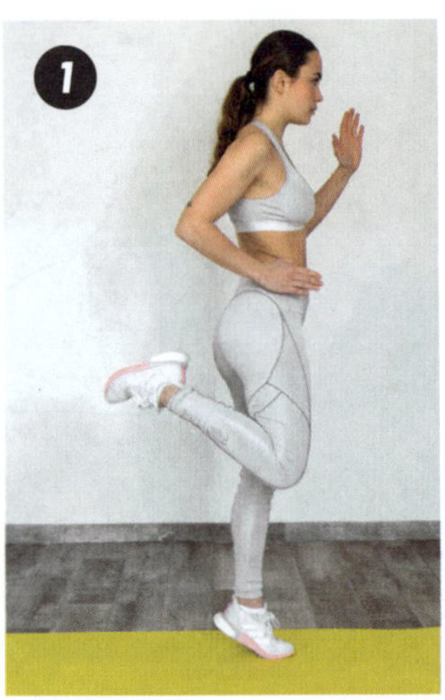

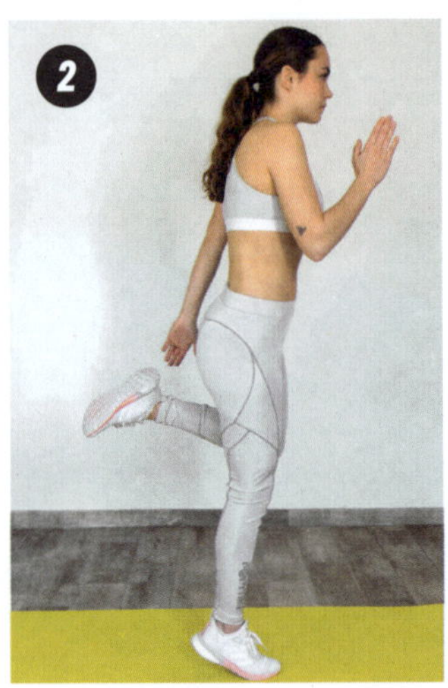

ÉCHAUFFEMENT **3 MIN**	1 CIRCUIT **3 MIN**	2 EXERCICES À ALTERNER **TOUTES LES 30 SECONDES**
REPOS ENTRE CHAQUE CIRCUIT **1 MIN**	ÉTIREMENTS **2 MIN**	

CIRCUIT 2

I. Relevés de bassin en sumo

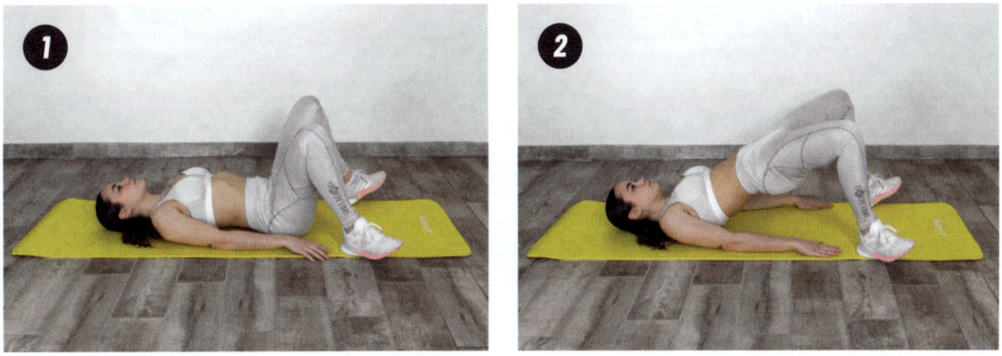

II. Ciseaux devant et derrière

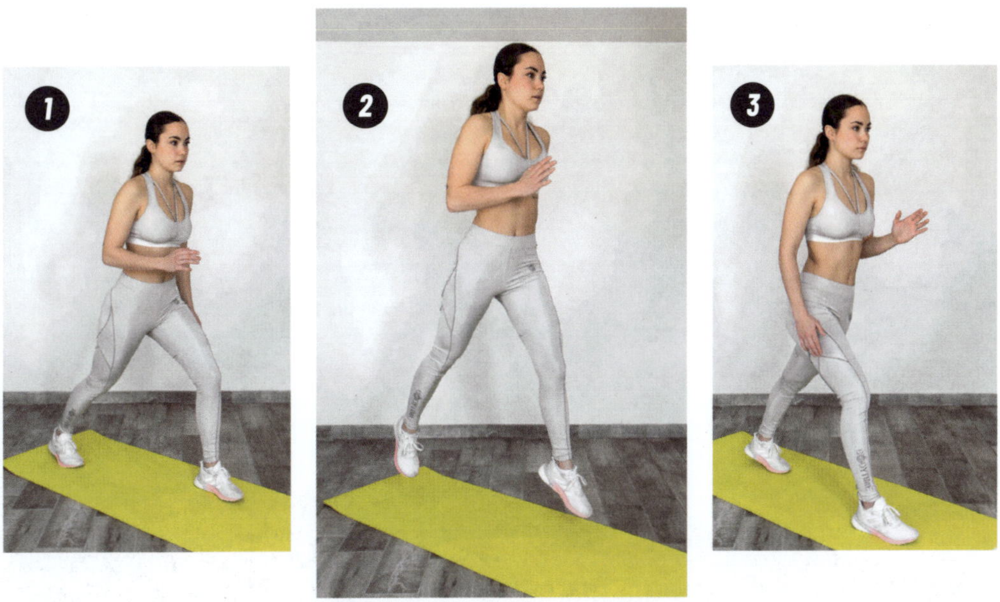

FOCUS

AVOIR LE VENTRE PLAT

Beaucoup pensent qu'en faisant des abdos, ils perdront le gras situé sur le ventre ! Or, il est impossible de cibler une perte de poids ou alors juste de manière infime. **Ce n'est pas parce que ton ventre te brûle que tu es en train de brûler son gras…** Prenons l'exemple d'un marathonien : il court avec ses jambes mais perd du gras de tout son corps, car ce dernier délocalise le gras où il ne se trouve pas vers les muscles qui travaillent. C'est pour cela que nous proposons des exercices complets, tels que les **squats, les fentes ou les burpees**. Ceux-ci font en effet travailler plusieurs groupes musculaires, permettant ainsi de consommer beaucoup de calories, et c'est ce déficit calorique qui fait perdre du gras. Il faut toujours bien différencier les calories ingérées *versus* les calories dépensées. En revanche, il est tout de même intéressant de faire travailler ses abdos, notamment **grâce au gainage**, pour avoir un ventre plat ou éviter les problèmes de dos par exemple.

CIRCUIT 3

I. Squats écartés et resserrés (en marchant)

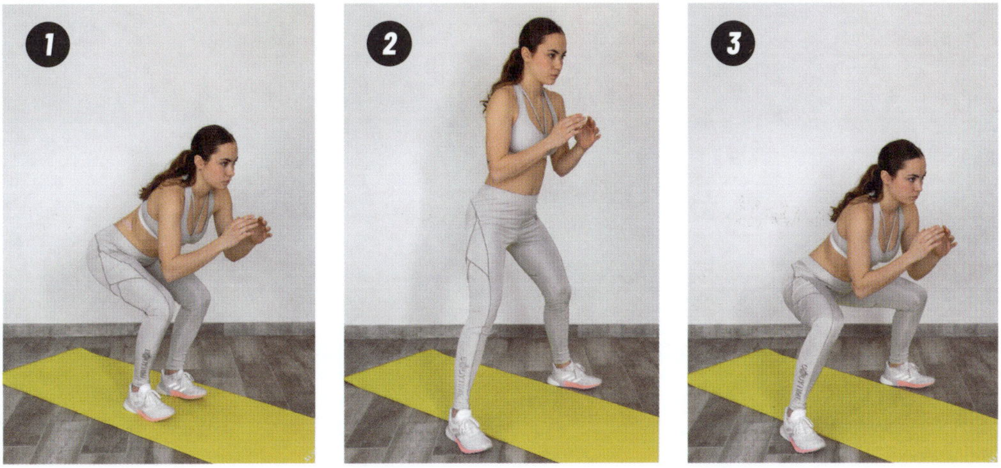

II. Crochets

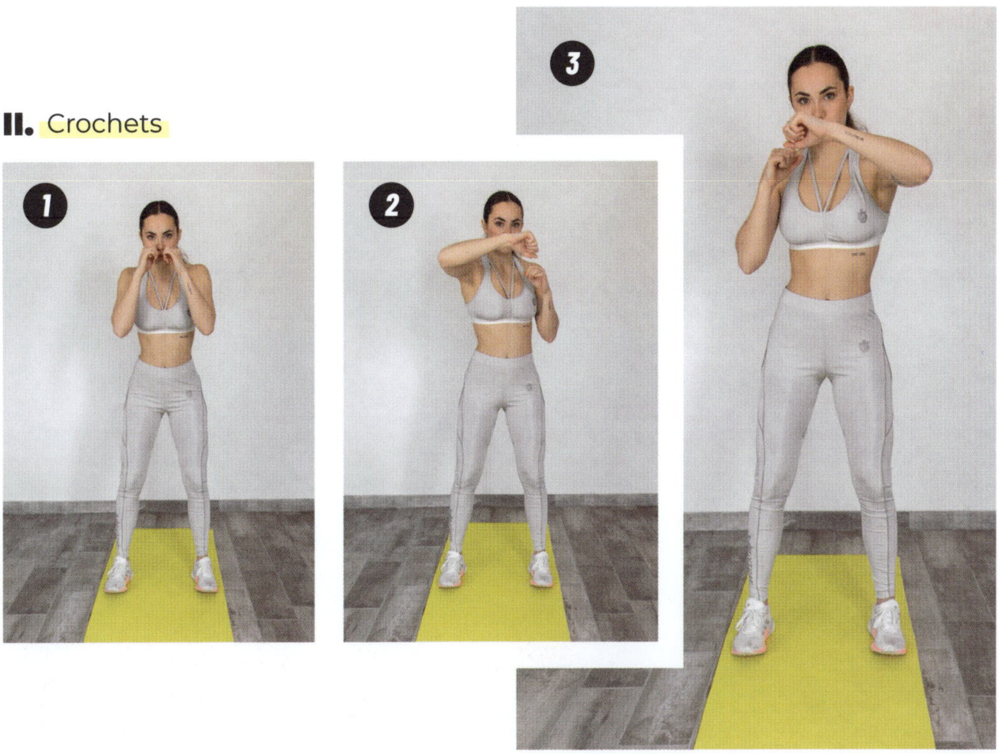

CIRCUIT 4

I. Extensions à genoux

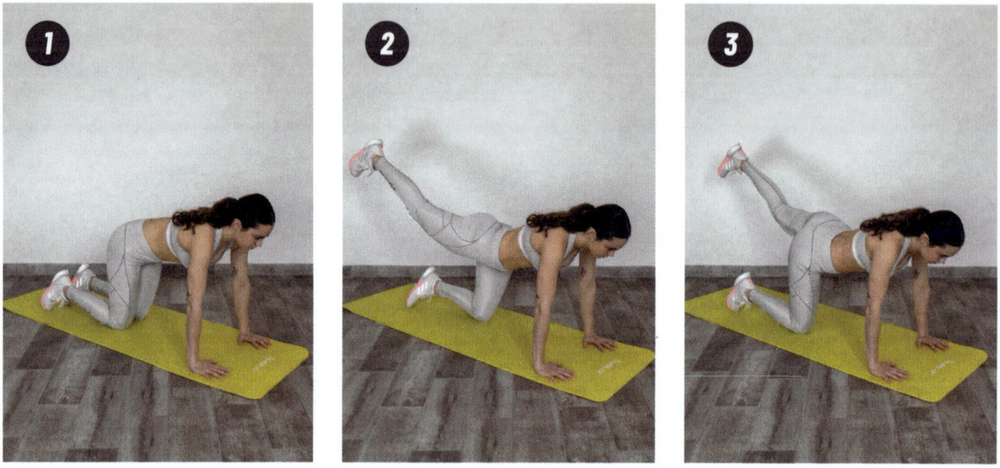

II. Jumping Jack façon Bodytime

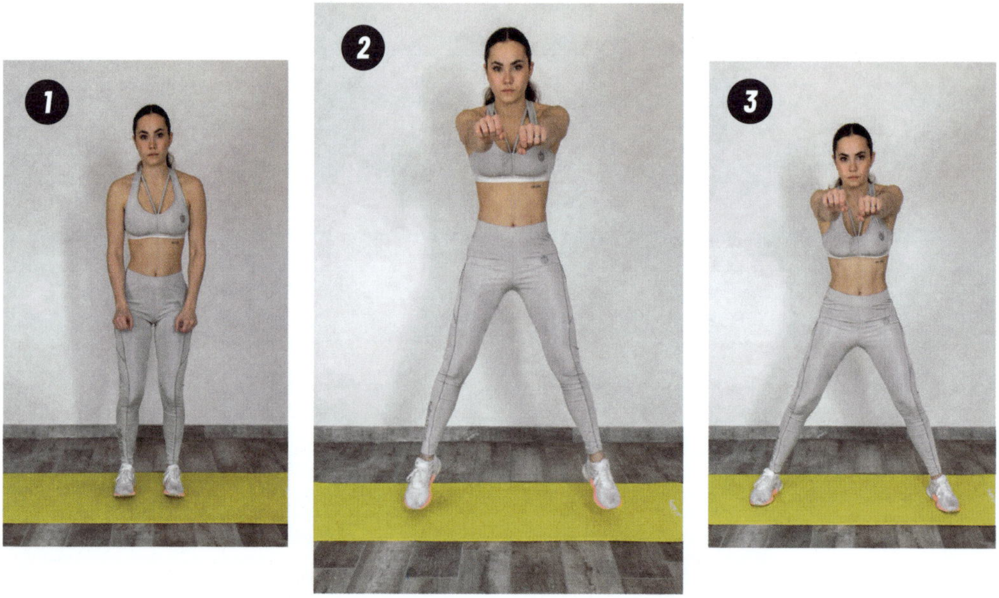

CIRCUIT 5

I. Élévations latérales

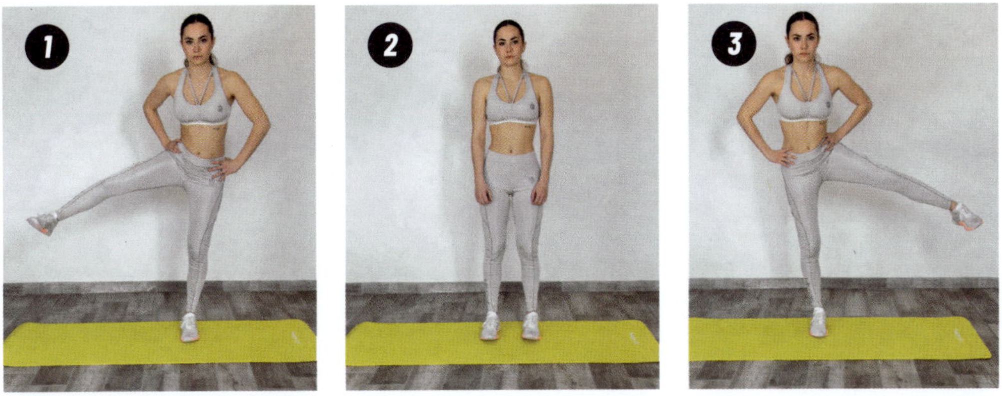

II. Burpees

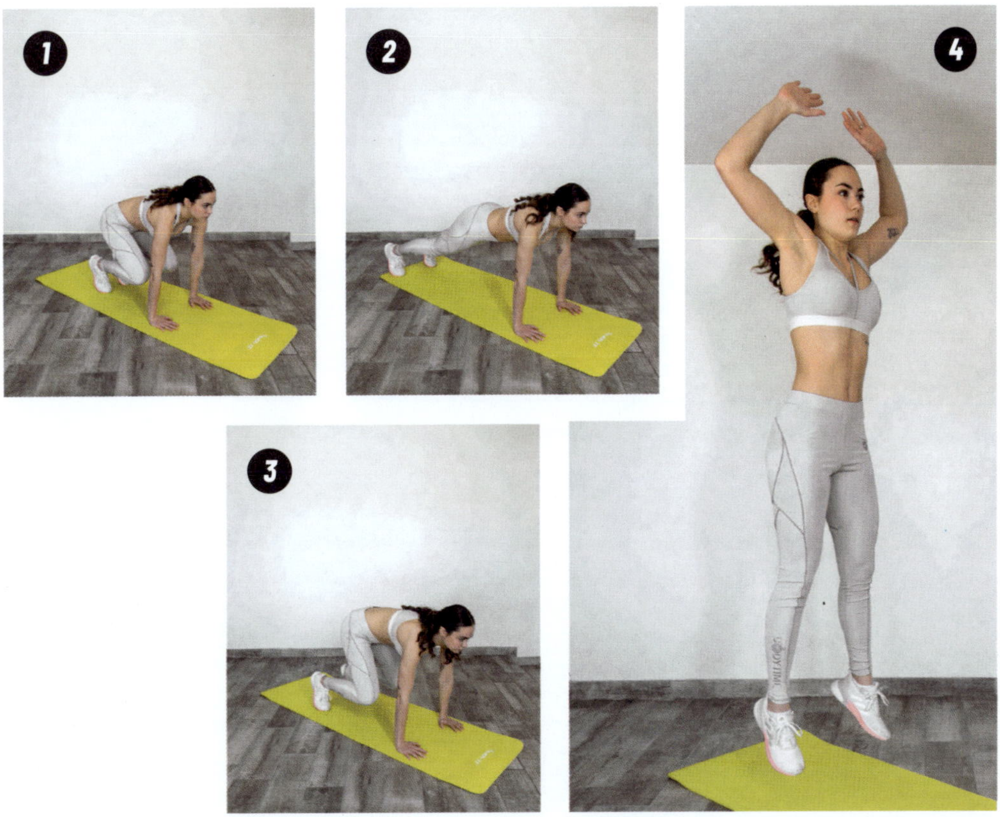

CIRCUIT 6

I. Patineur

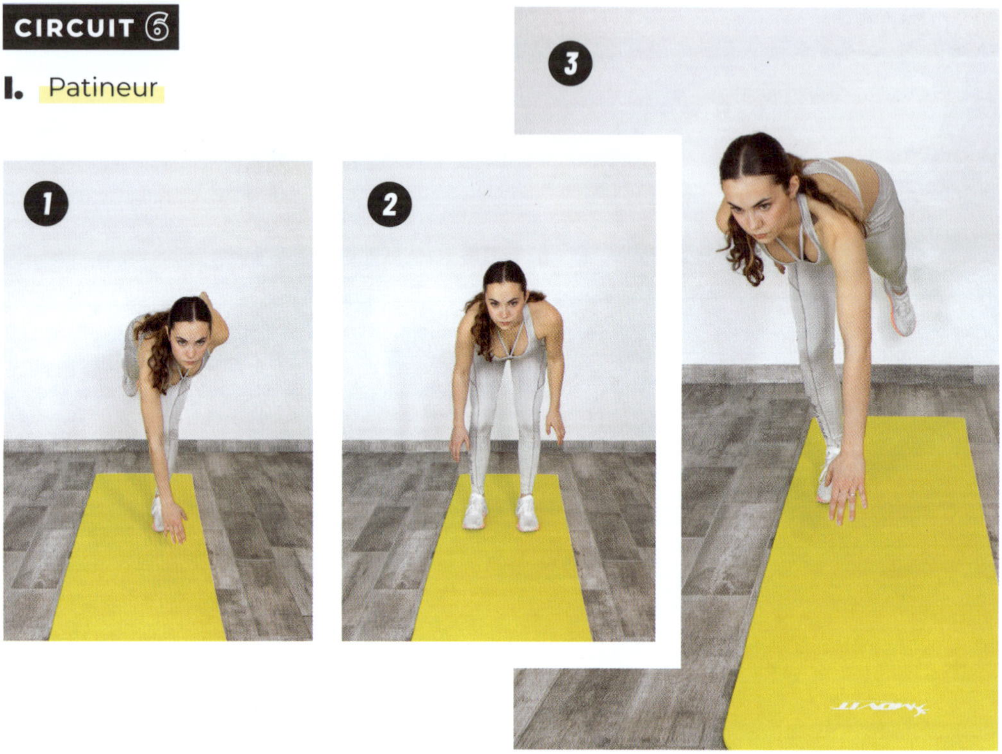

II. Course sur place

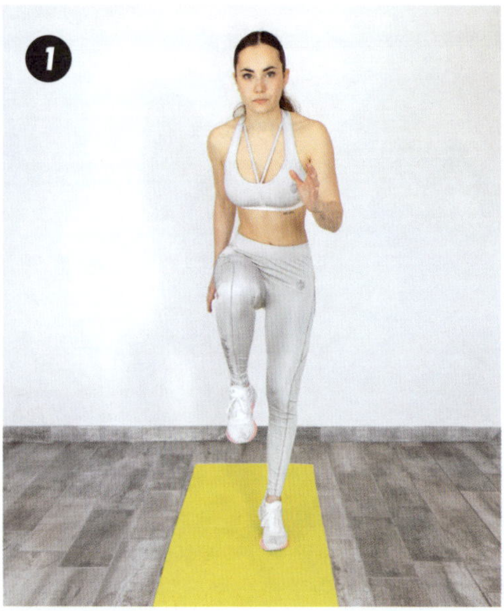

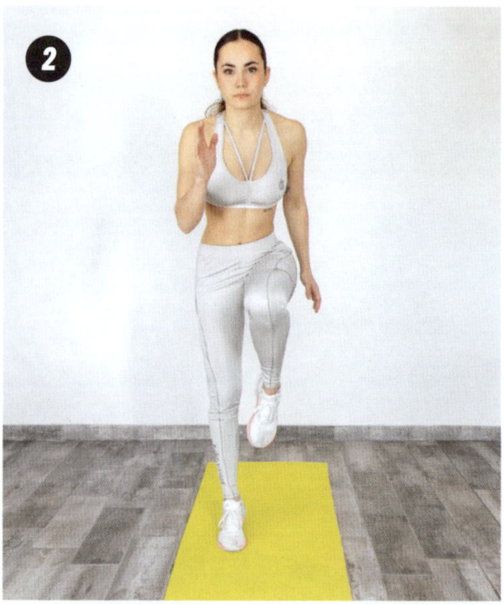

FOCUS
LES ÉTIREMENTS

Pour être en bonne santé, équilibrée et sans douleurs, il ne faut surtout pas négliger les étirements car ils sont très importants. On distingue différents types d'étirements : ceux pour **gagner en souplesse et en amplitude**, et ceux réalisés en fin de séance pour **récupérer et redonner un peu d'amplitude aux muscles**. L'objectif de ces derniers n'est pas d'aller le plus loin possible en s'étirant mais de redonner au muscle sa longueur initiale pour éviter de s'enraidir. C'est une sorte de retour au calme. Si tu souhaites gagner en souplesse, fais plutôt de vraies séances d'étirements en dehors des séances de sport, le matin ou le soir par exemple. Pour ce faire, tu peux **tenir les étirements plus longtemps** (45 secondes). La séance 7 te donne déjà une base que tu peux alors refaire 1 fois ou 2 par semaine.

CIRCUIT 7

I. Fentes croisées

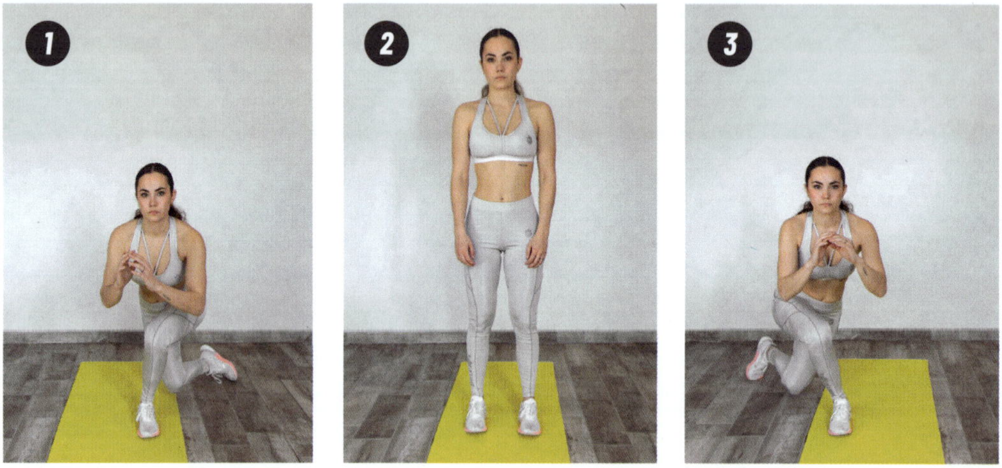

II. Boxe coups croisés vers le sol

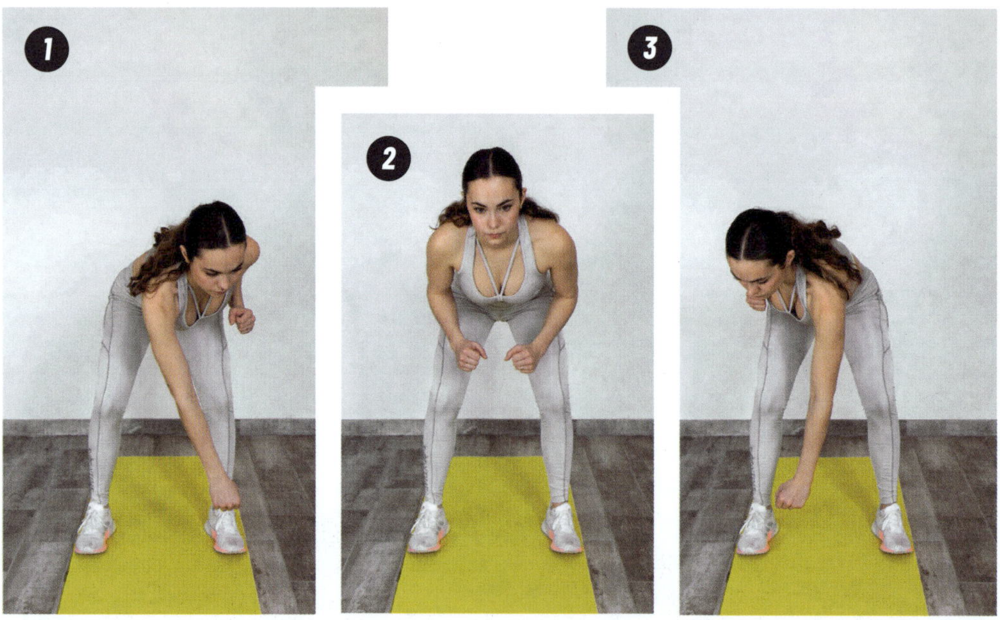

CIRCUIT 8

I. Demi-squats en sumo mollet

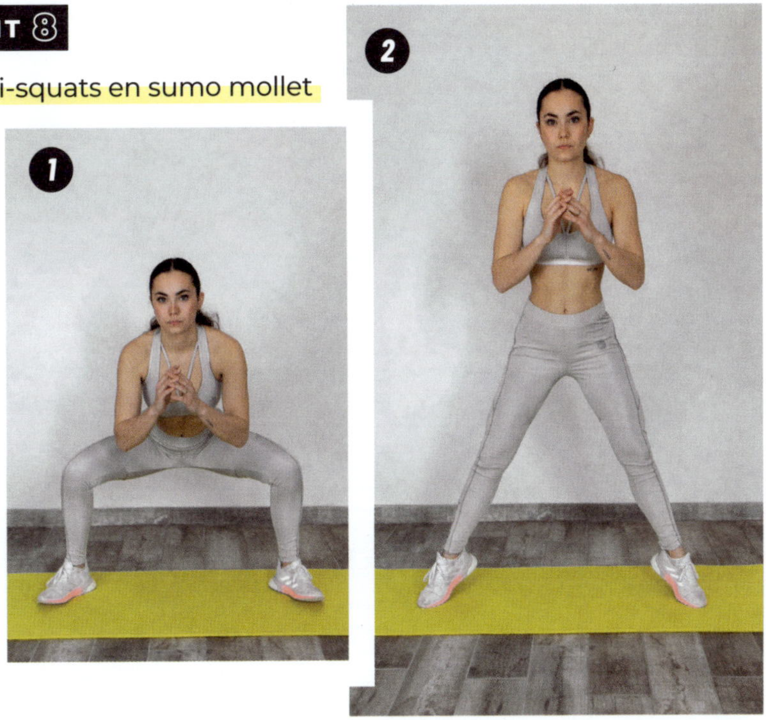

II. Tipping en sumo

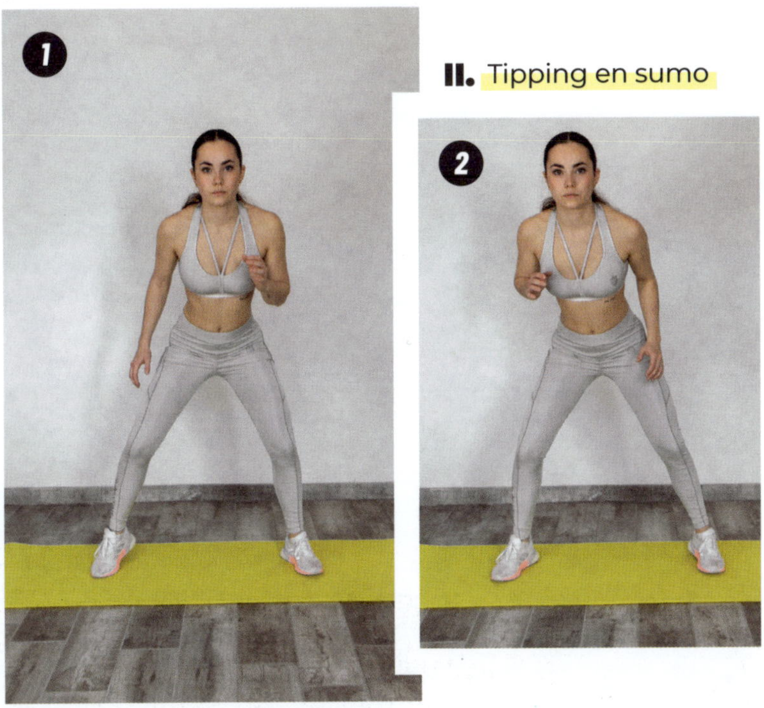

FOCUS
LES EXERCICES POLYARTICULAIRES

Lors des entraînements, on fait beaucoup de ce que l'on appelle « exercices polyarticulaires », car ces mouvements sollicitent au moins deux articulations. Ce sont des exercices globaux, qui **nécessitent plus d'énergie** mais qui sont ainsi plus intéressants lorsque que l'on vise une perte de poids à court, moyen ou long terme. Ils sont également **efficaces pour se tonifier car ils font travailler plusieurs muscles à la fois**. Ce sont par exemple des exercices comme les squats, les fentes (pour les membres inférieurs), les pompes (pour les membres supérieurs).

CIRCUIT 9

I. Squats jump serrés

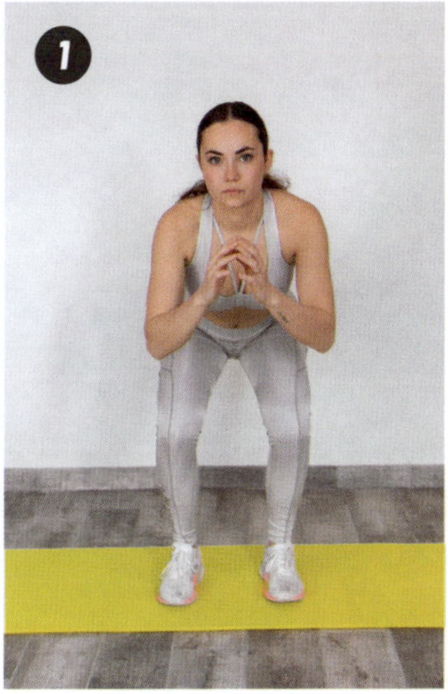

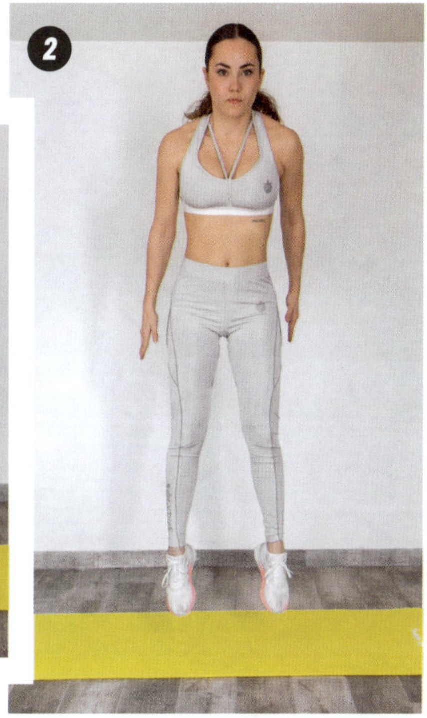

II. Coups de coude vers l'avant

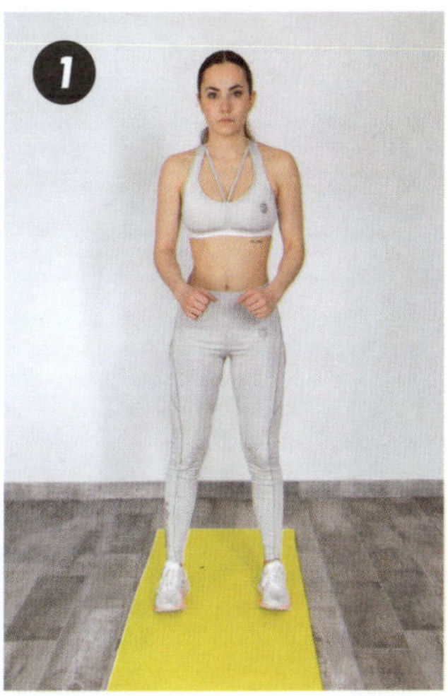

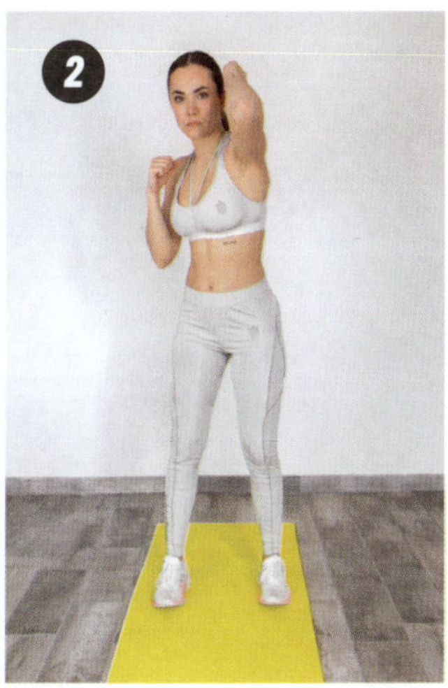

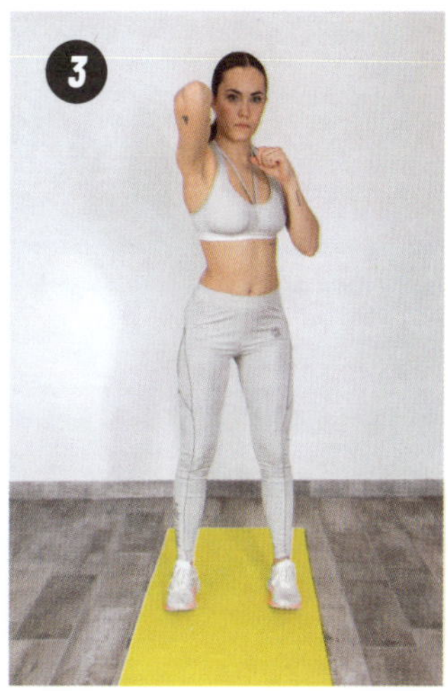

SUITE

SÉANCE 3 | LEG DAY / CARDIO

40 MIN | REPRENDRE LES 9 CIRCUITS TRAINING + CIRCUIT 10

REPOS ENTRE CHAQUE CIRCUIT **50 SEC**

CIRCUIT 10

I. Élévations arrières

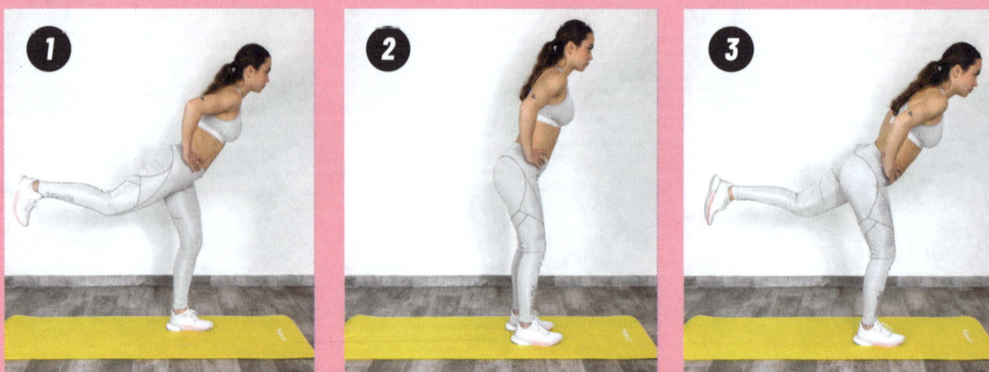

II. Montées de genoux en sumo

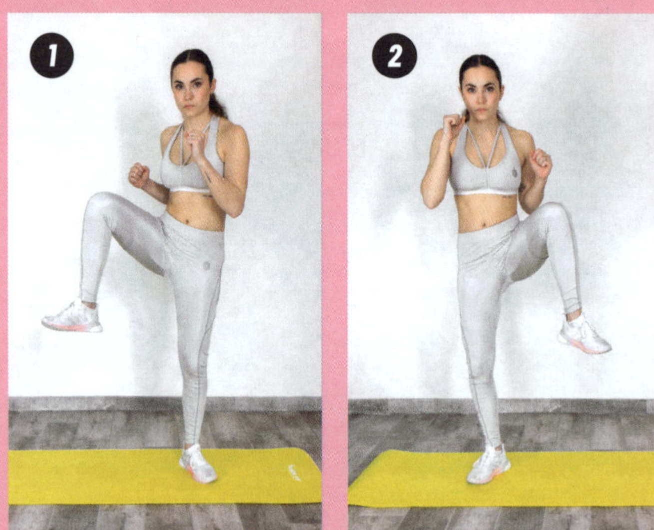

SUITE

SÉANCE 3 | LEG DAY / CARDIO

40 MIN | REPRENDRE LES 10 CIRCUITS TRAINING + CIRCUIT 11

REPOS ENTRE CHAQUE CIRCUIT **30 SEC**

CIRCUIT 11

I. Squats rebond

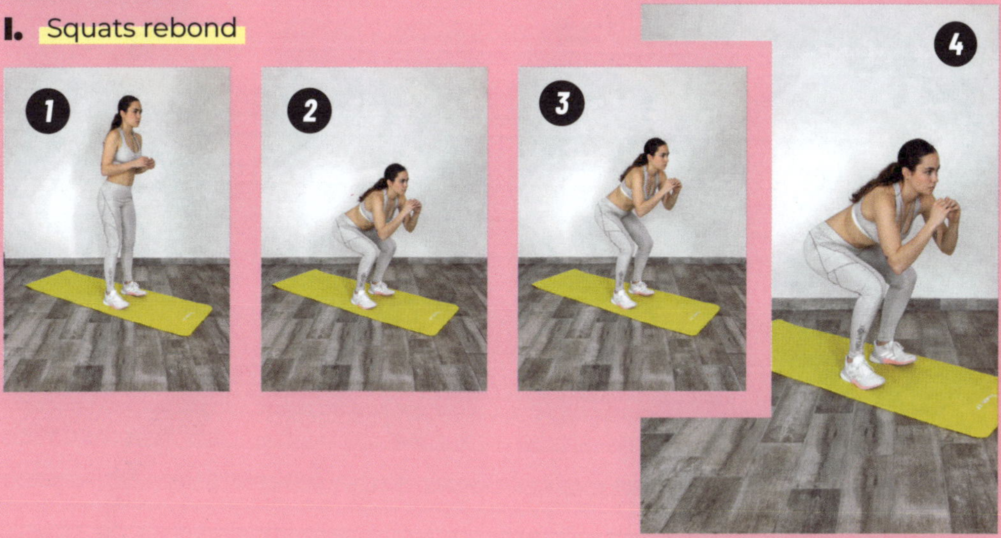

II. Rotations arrières en tendant les bras devant

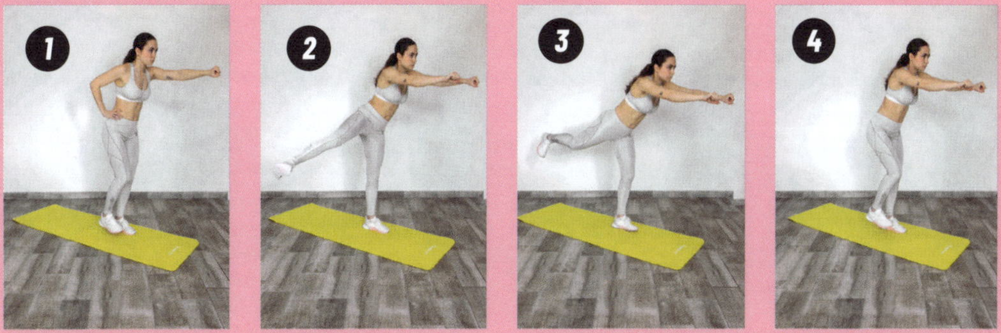

SÉANCE 4 | HAUT DU CORPS ET ABDOS / CARDIO

40 MIN | 9 CIRCUITS TRAINING

CIRCUIT 1

I. Gainage et relevés de bassin

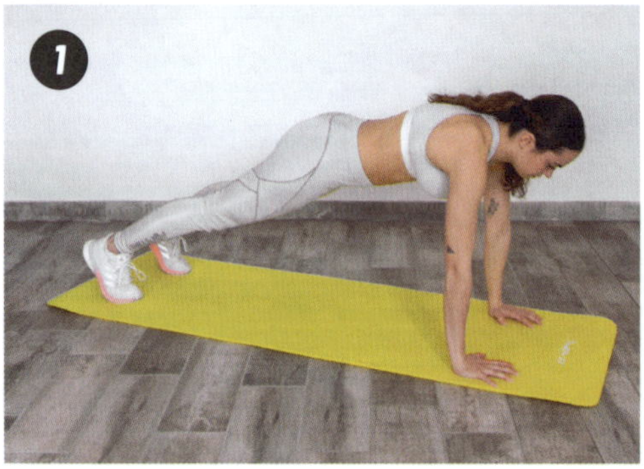

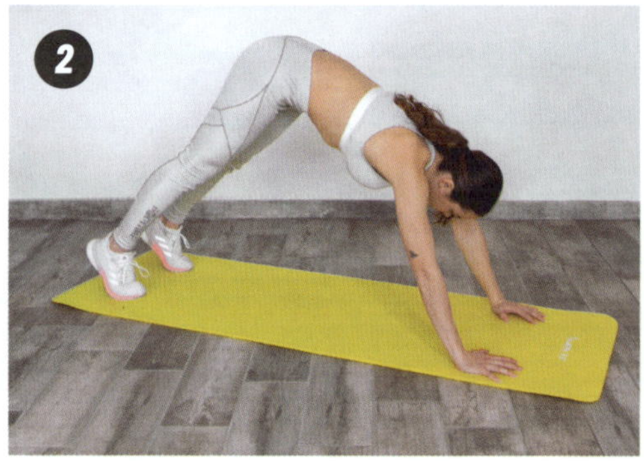

II. Boxe coups droits latéraux

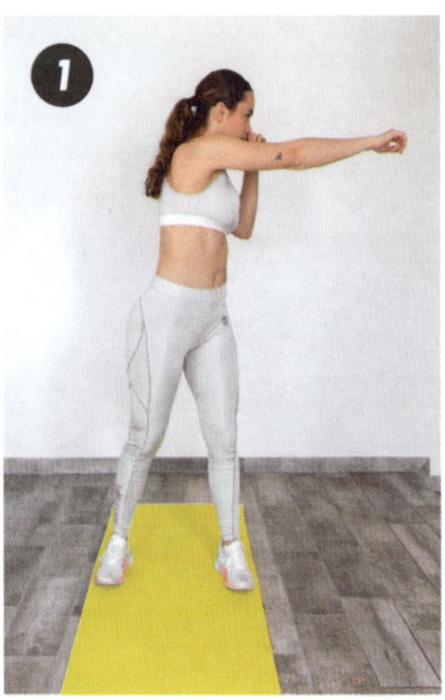

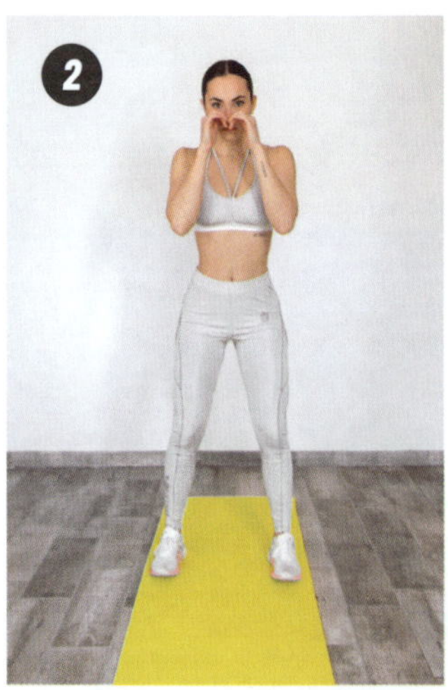

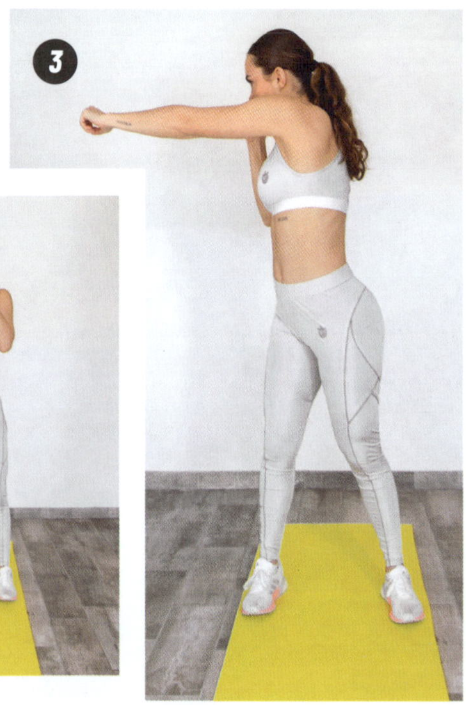

ÉCHAUFFEMENT **3 MIN**	1 CIRCUIT **3 MIN**	2 EXERCICES À ALTERNER **TOUTES LES 30 SECONDES**
REPOS ENTRE CHAQUE CIRCUIT **1 MIN**	ÉTIREMENTS **2 MIN**	

CIRCUIT 2

I. Pompes épaules

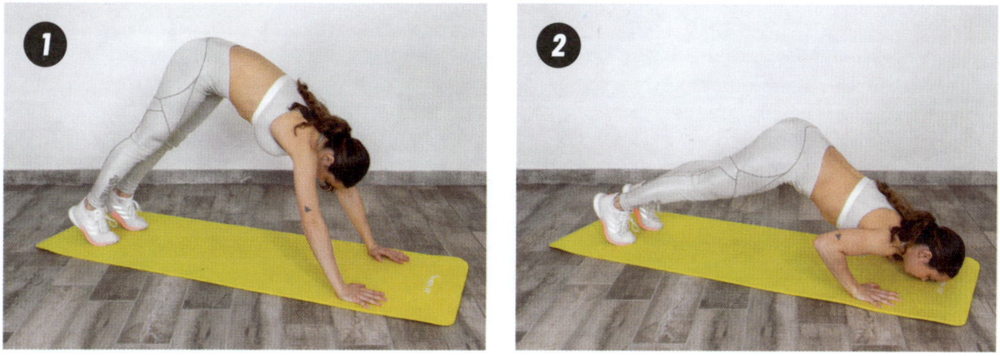

II. Ciseaux devant et derrière

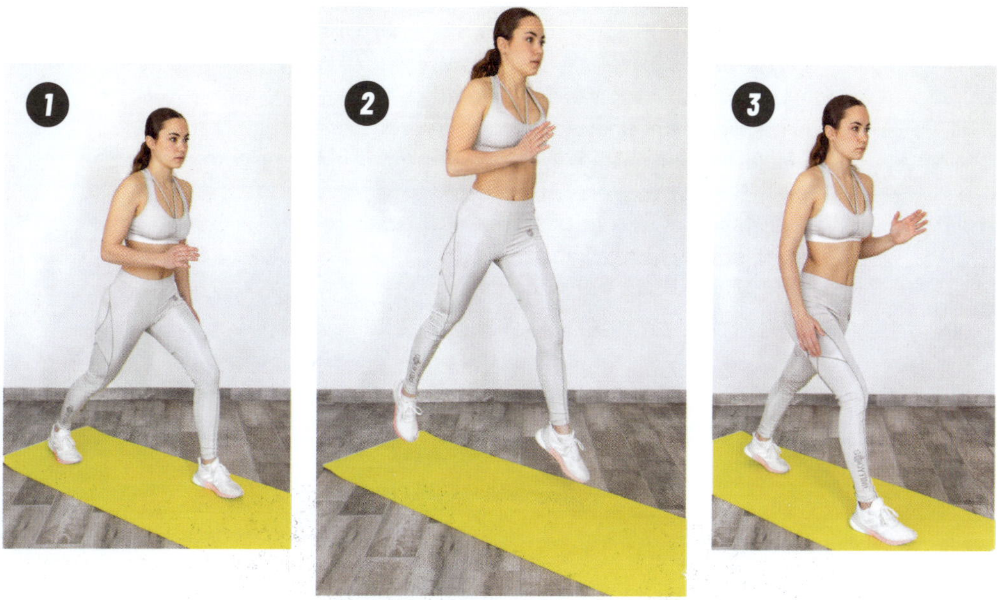

FOCUS

NE JAMAIS ABANDONNER

N'abandonne pas, **ne lâche pas ta nouvelle activité ou ton nouveau programme sportif** car, sinon, cela va vite devenir une habitude. En effet, que ce soit dans tous les aspects de ta vie, si dès que tu commences quelque chose, tu abandonnes, l'habitude se crée et il te sera difficile de faire aboutir quoi que ce soit. Ton cerveau sera conditionné pour lâcher très rapidement. **Tiens jusqu'au bout !** C'est exactement la même idée pour l'alimentation. Si tu fais un écart alors que tu suis une nutrition précise, cela va devenir une banalité et tu n'arriveras jamais à atteindre ton objectif. Ce n'est évidemment pas un écart qui mettra en péril ta transformation, mais l'impact sur ton cerveau sera important et tu auras alors bien plus de chances d'abandonner. Donc, quand tu démarres ce programme, tu ne peux t'autoriser aucun écart. **Il faut éduquer ton cerveau à être discipliné et rigoureux** et, tu verras, cela te sera bien utile dans ta vie quotidienne.

CIRCUIT 3

I. Nageuse à plat ventre

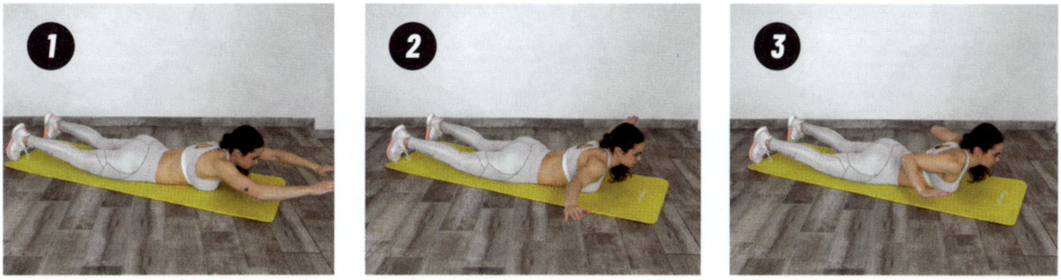

II. Montées de genoux

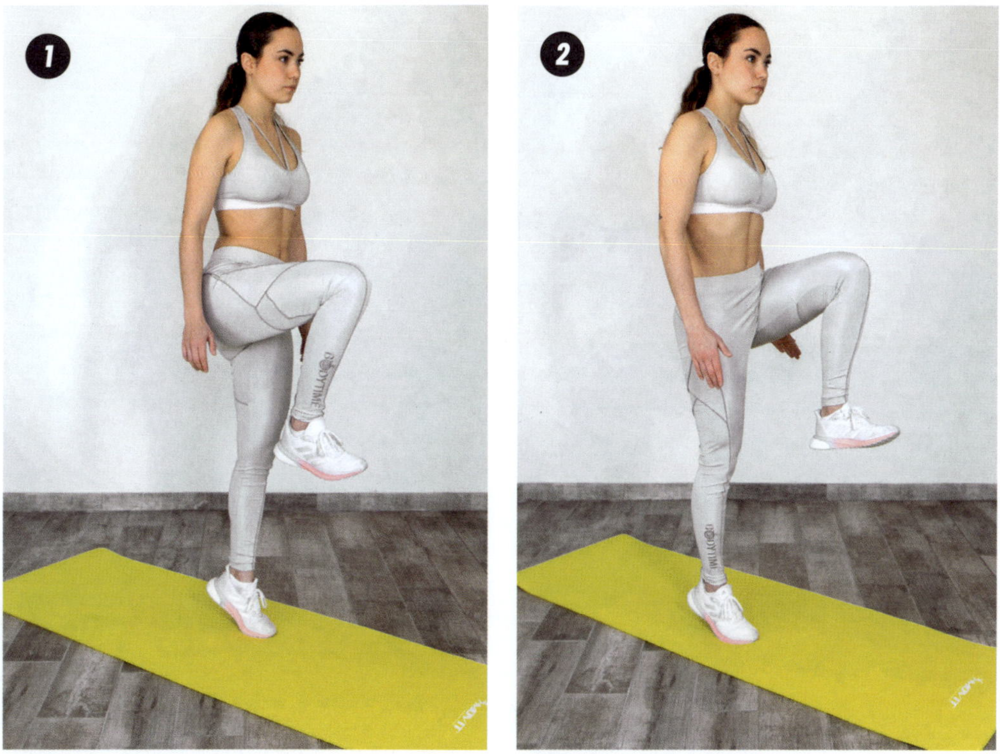

CIRCUIT 4

I. Descentes de jambes

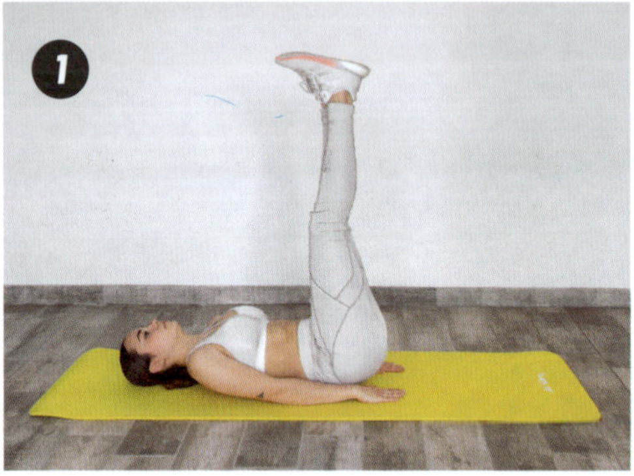

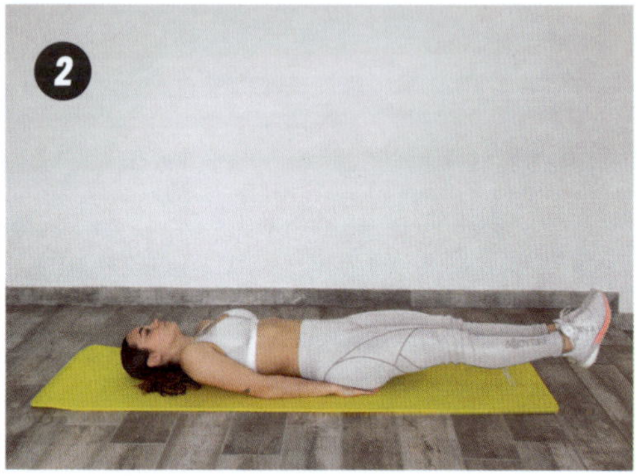

II. 3 petits pas 1 genoux

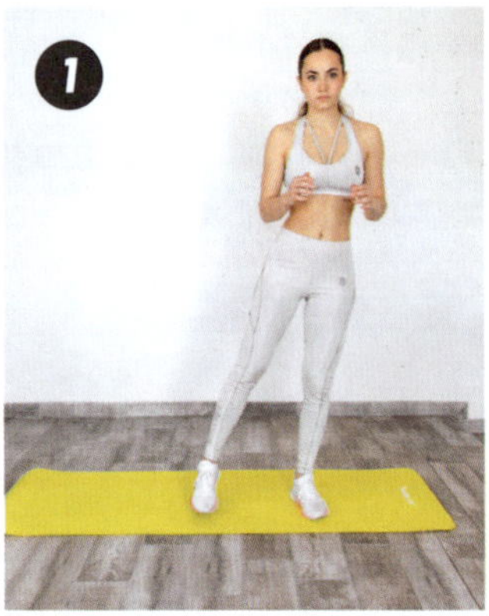

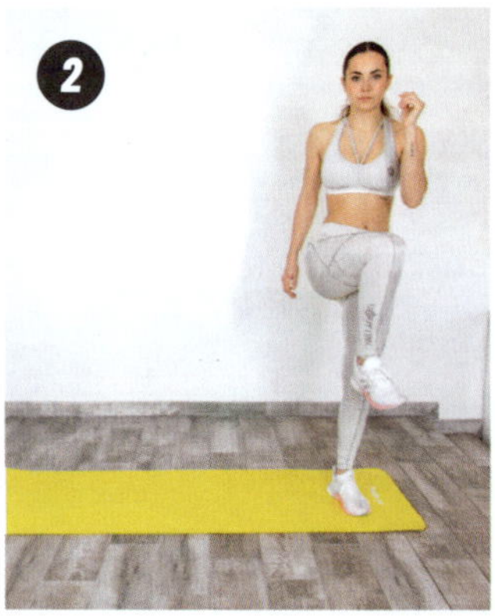

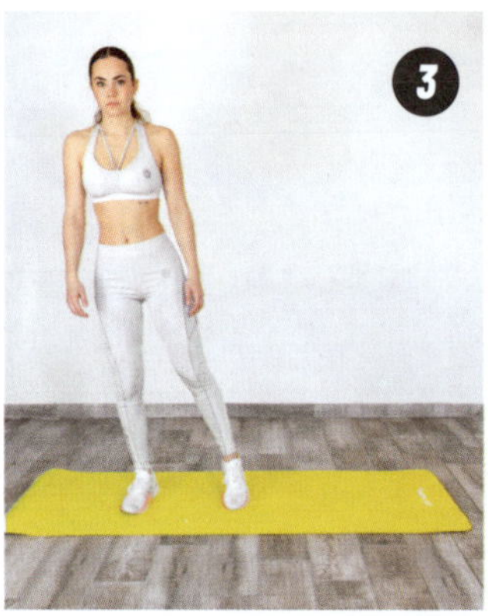

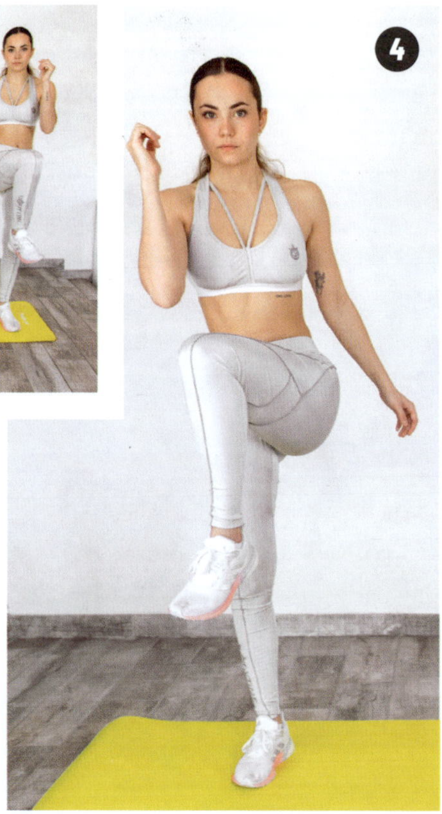

CIRCUIT 5

I. Pompes type Spider-Woman

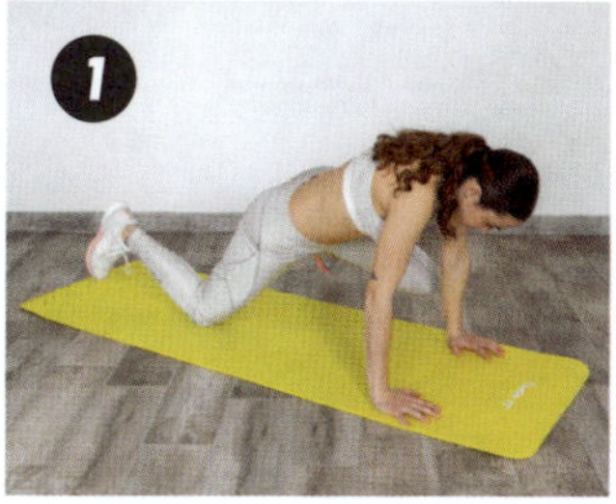
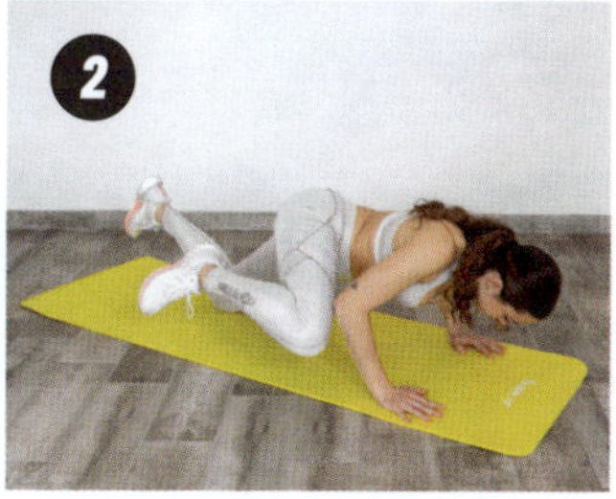
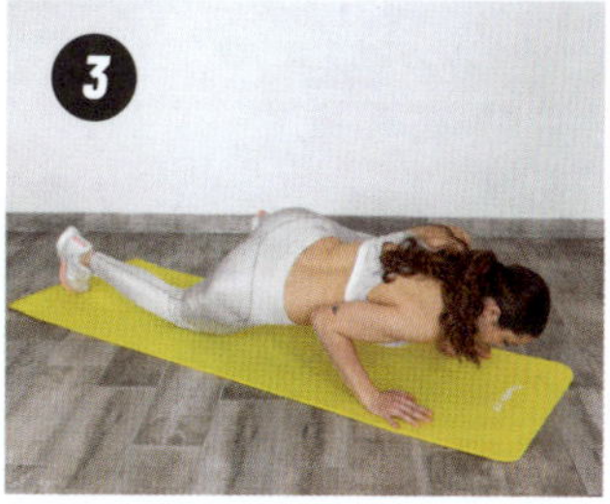

II. Jumping Jack

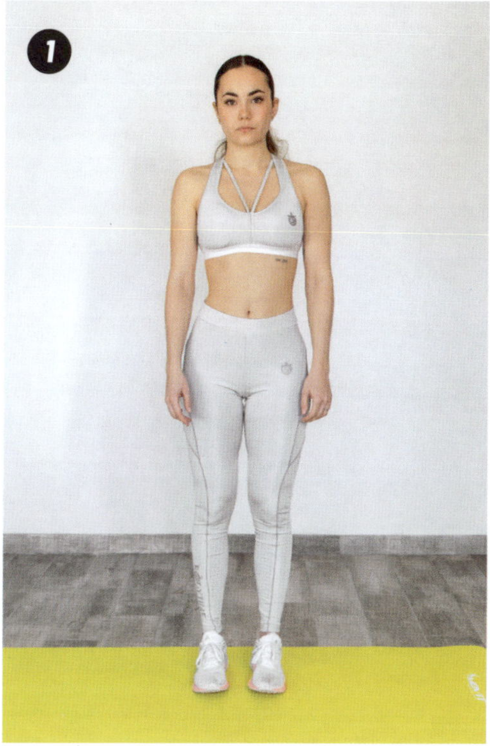
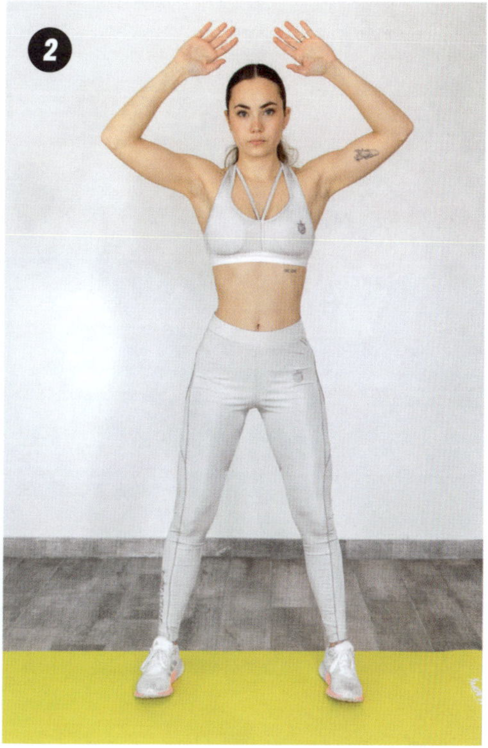

CIRCUIT 6

I. Gainage croisé derrière

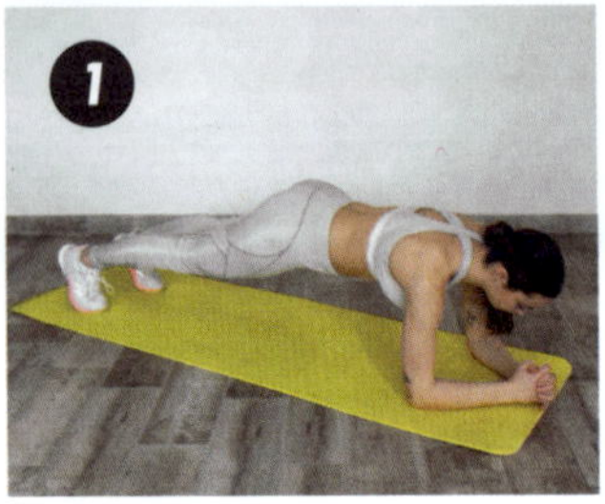

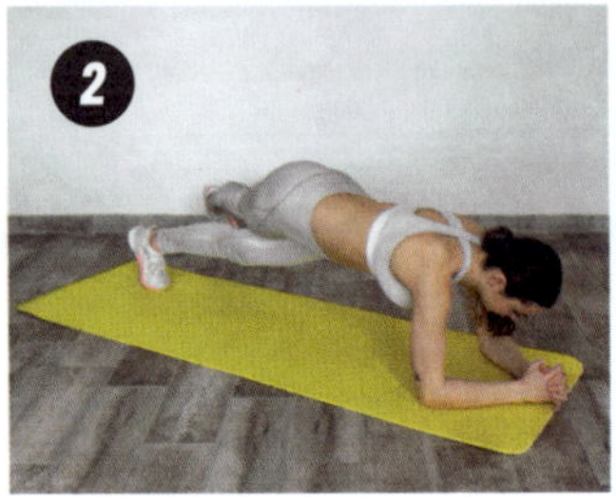

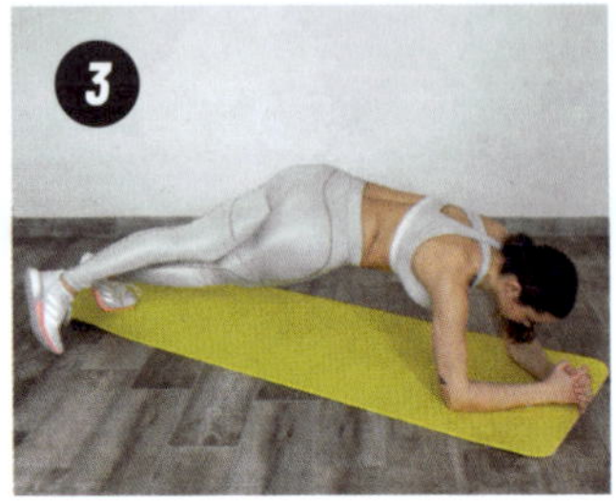

II. Boxe coups droits

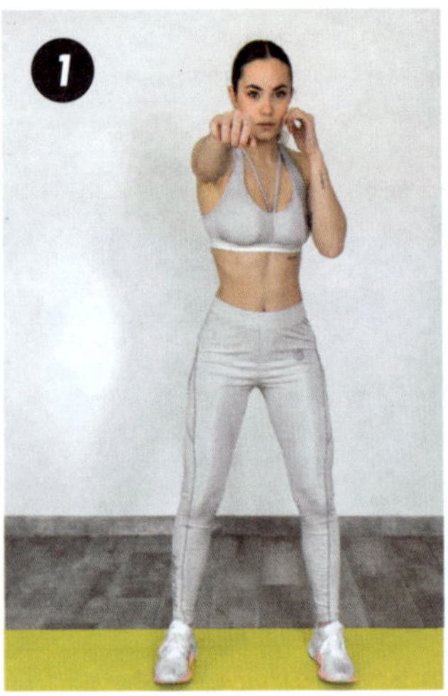

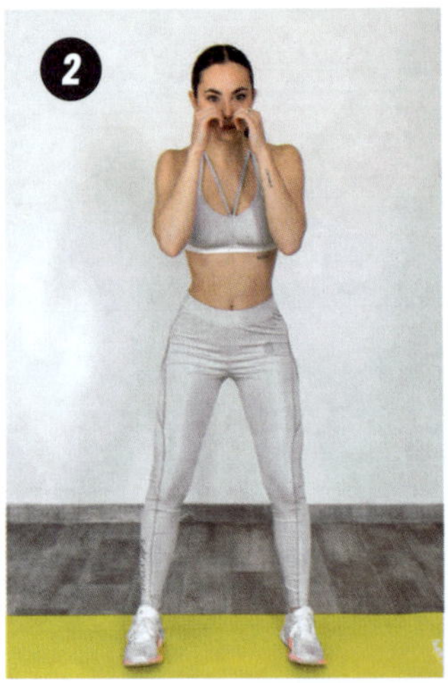

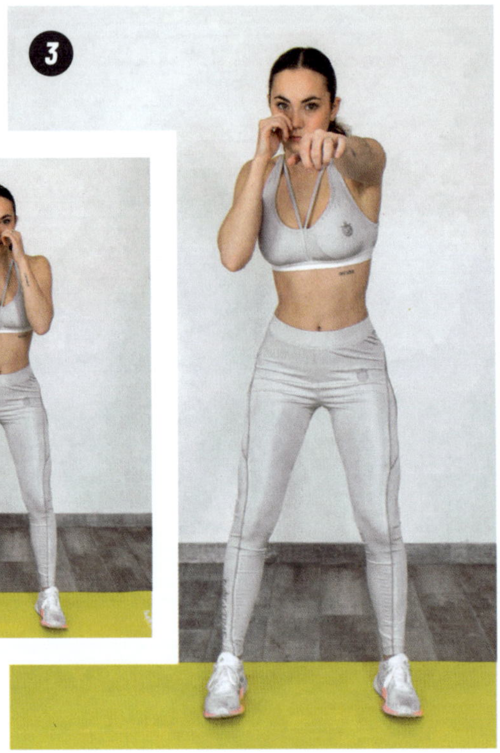

FOCUS
LE GAINAGE

Le gainage est sûrement le meilleur exercice pour travailler les abdominaux mais aussi toute la ceinture abdominale, notamment le transverse, qui permet d'avoir un ventre plat. **Le transverse est une ceinture naturelle, qui s'insère sur les lombaires et fait tout le tour du ventre.** Le gainage aide également à la digestion et à l'accouchement, et évite les problèmes de dos. Il existe différentes façons de le travailler : **la planche** évidemment, mais aussi plusieurs variantes utilisées dans ce programme. Dans de nombreux exercices, **il faut être gainée afin de garder le dos à plat** pour justement le protéger.

CIRCUIT 7

I. L-fly debout

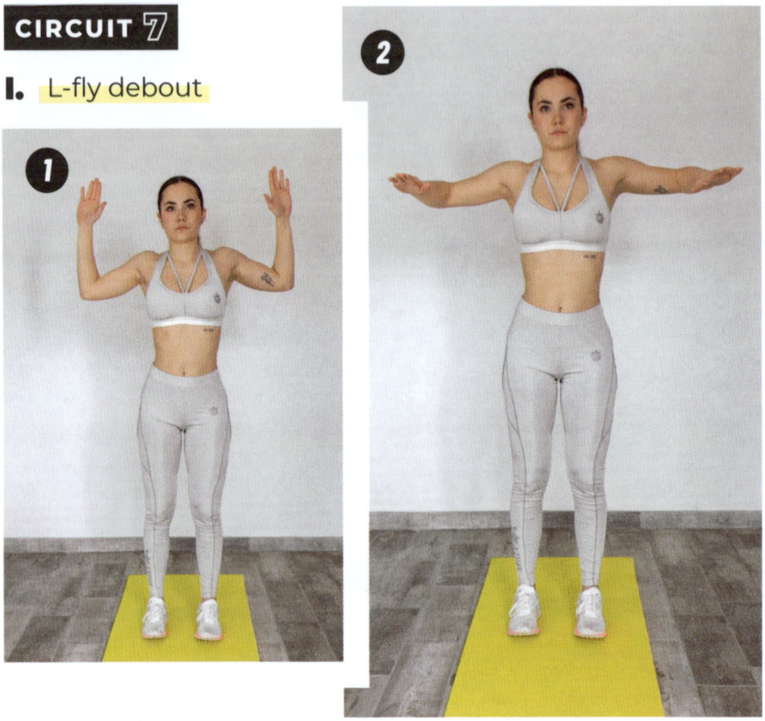

II. High jump

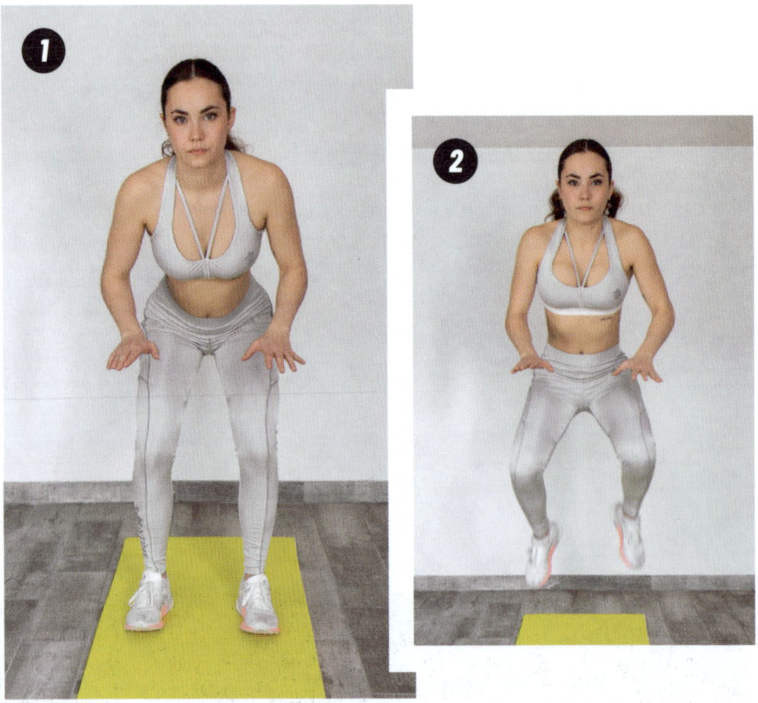

CIRCUIT 8

I. Crunchs obliques

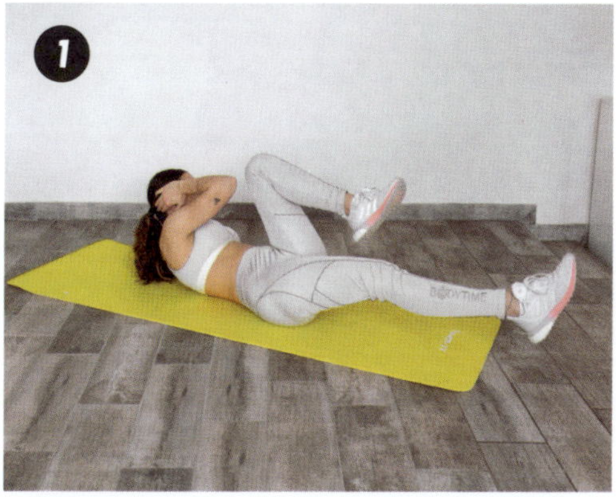

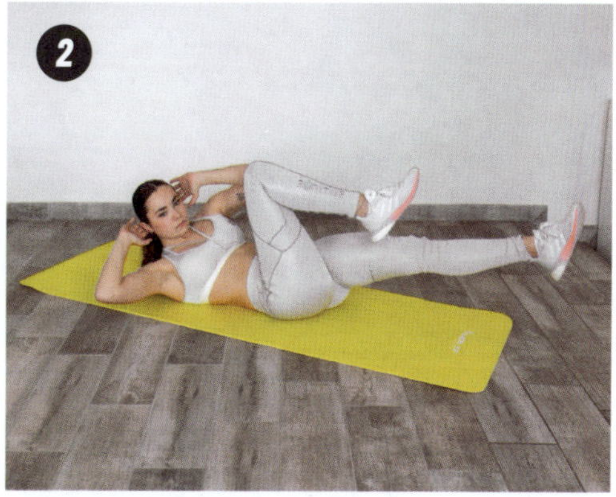

II. Genoux en touchant le coude opposé

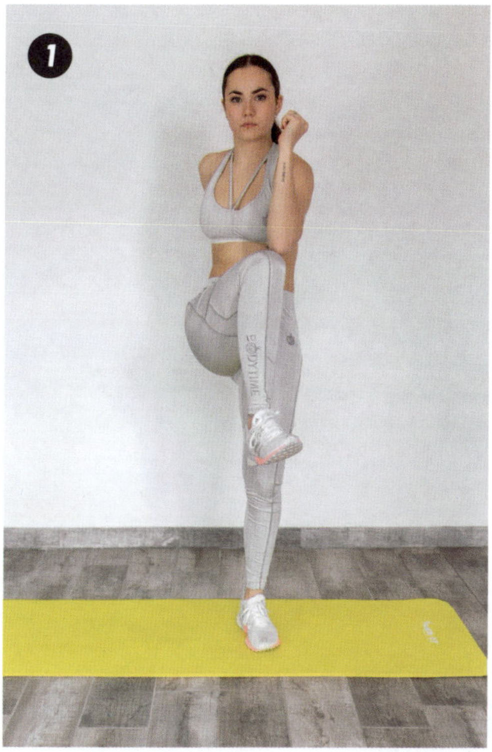

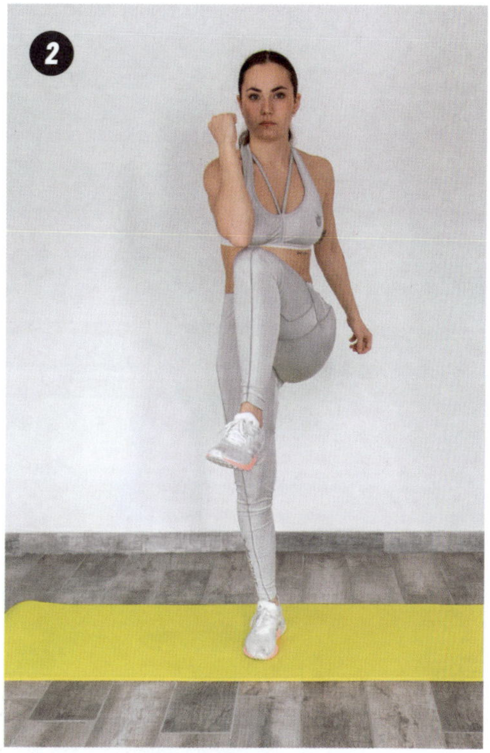

FOCUS
LES POMPES

Les pompes constituent un mouvement phare pour travailler le haut du corps. Il s'agit d'un exercice très complet durant lequel tu vas notamment **solliciter la poitrine mais aussi les deltoïdes (épaules) et les triceps**. En fonction de la difficulté, tu peux soit rester sur les pieds soit poser tes genoux au sol. Plus tu avanceras les genoux près des mains, plus l'exercice sera facile. Il existe évidemment de **nombreuses variantes pour complexifier le mouvement ou faire travailler différemment**. Dans ce programme, les angles, l'écartement des mains et la position sont variés pour solliciter les muscles de manière différente. Pour bien réaliser les pompes, **n'oublie pas de bien rester gainée, de rentrer le nombril et d'inspirer** de préférence lors de la descente et de **souffler** pendant la remontée.

CIRCUIT 9

I. Pompes type diamant

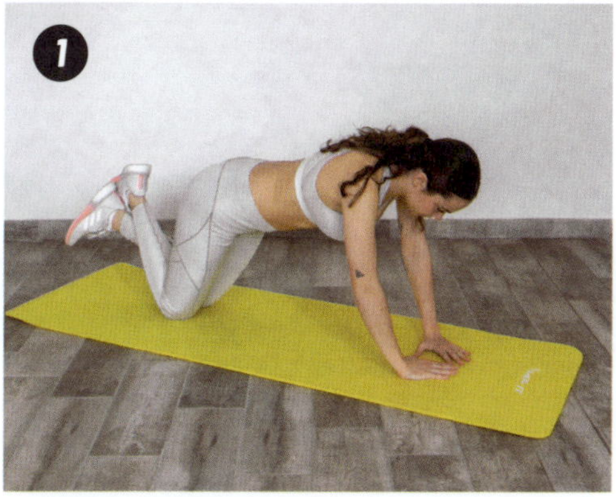

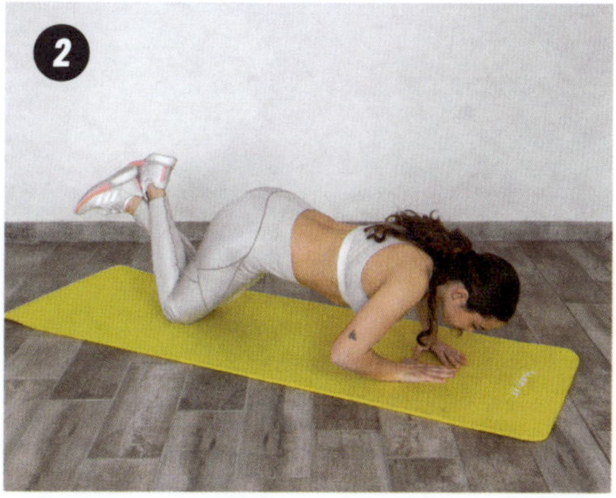

II. Coups de coude circulaires

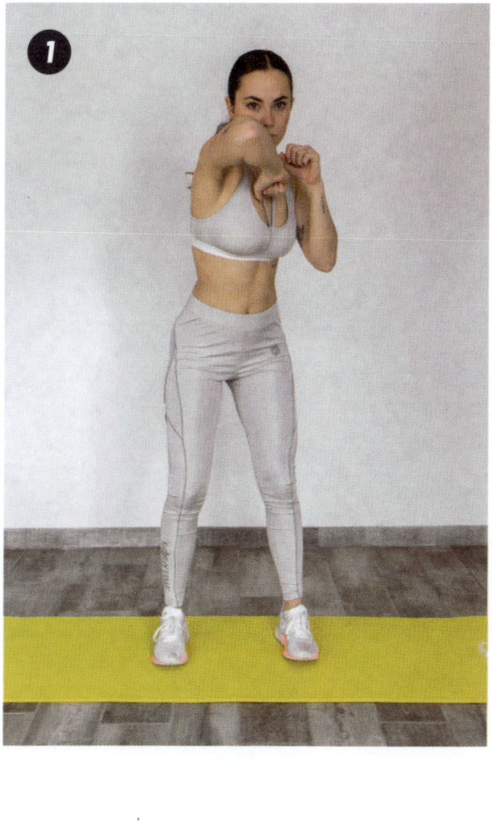

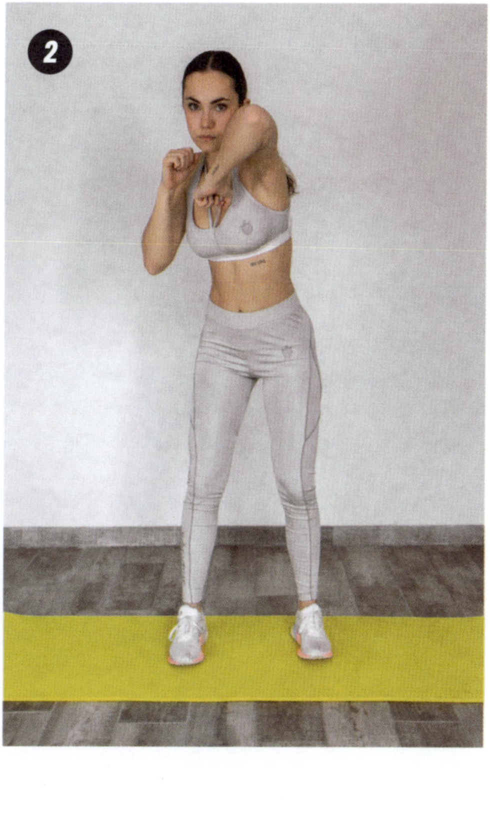

SUITE

SÉANCE 4 | HAUT DU CORPS ET ABDOS / CARDIO

40 MIN | REPRENDRE LES 9 CIRCUITS TRAINING + CIRCUIT 10

REPOS ENTRE CHAQUE CIRCUIT **50 SEC**

CIRCUIT 10

I. Gainage sprinter

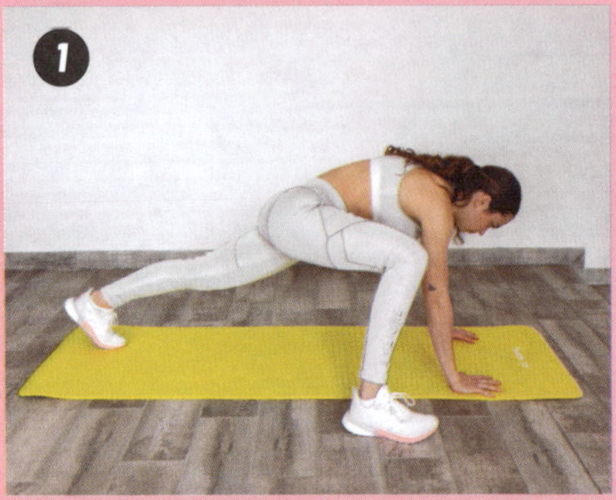

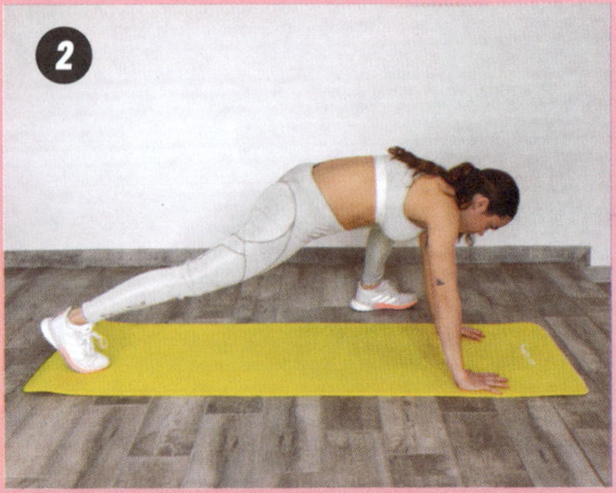

II. Écartés et resserrés 1 pied après l'autre

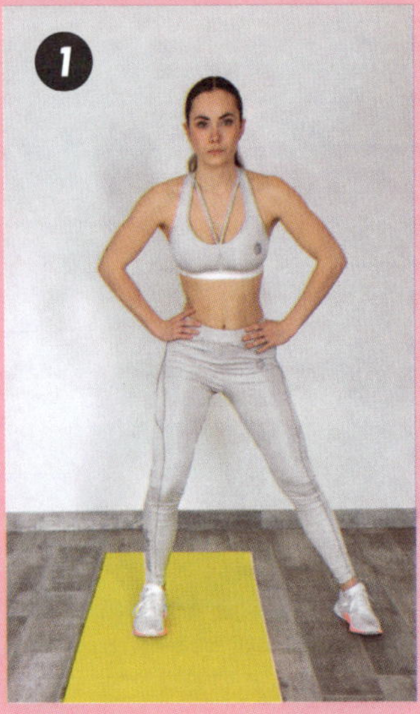

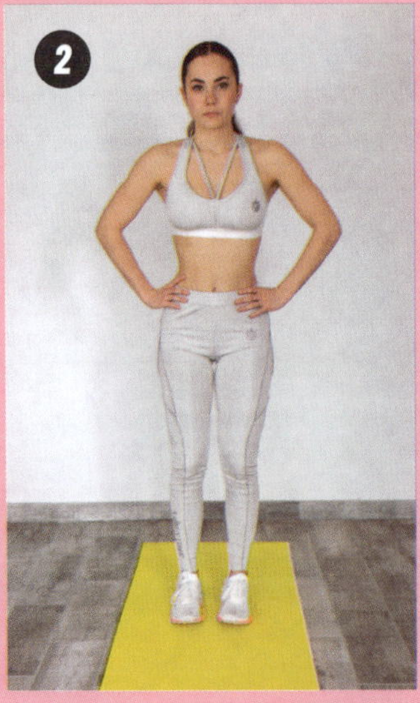

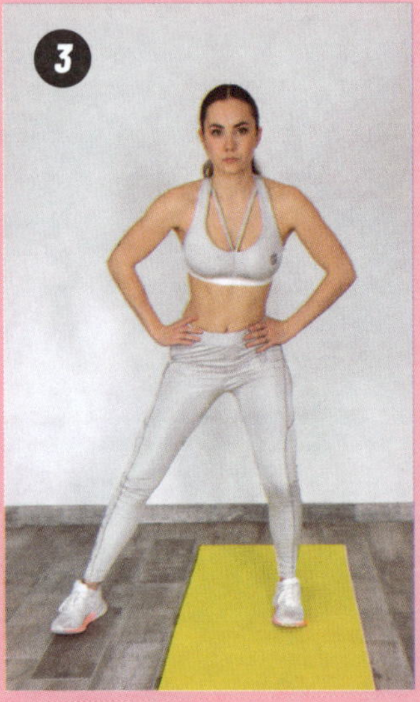

SUITE

SÉANCE 4 | HAUT DU CORPS ET ABDOS / CARDIO

40 MIN | REPRENDRE LES 10 CIRCUITS TRAINING + CIRCUIT 11

REPOS ENTRE CHAQUE CIRCUIT **30 SEC**

CIRCUIT 11

I. Oiseau buste penché

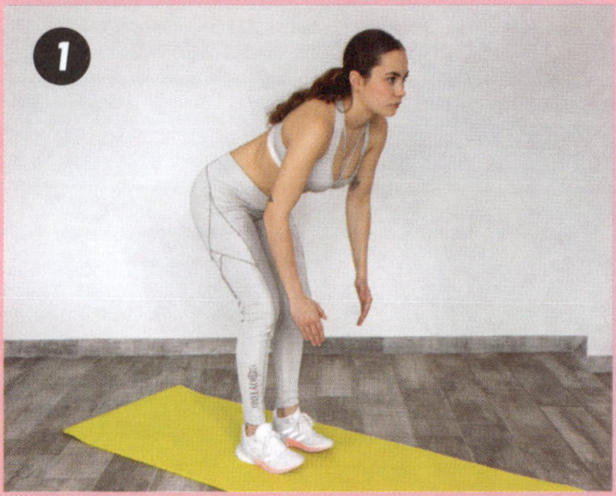

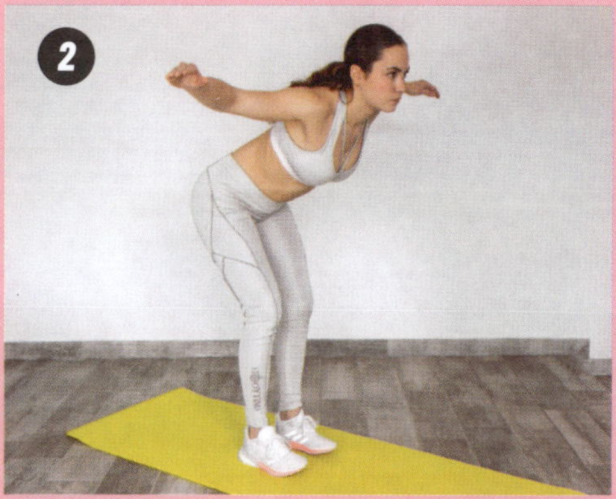

II. Step touch

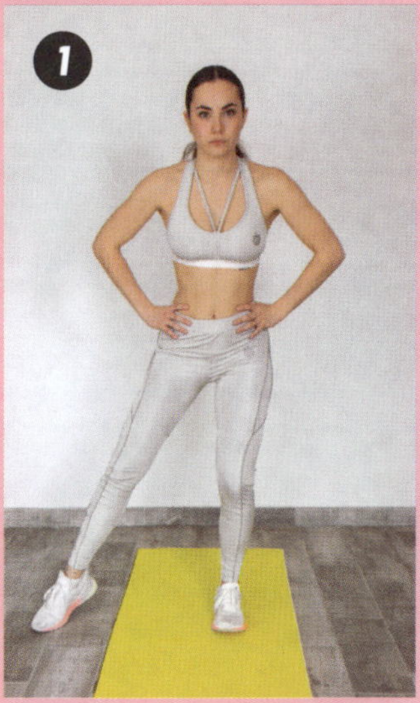

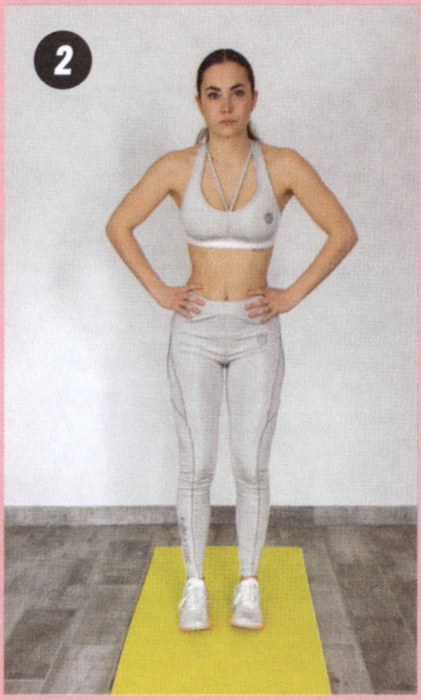

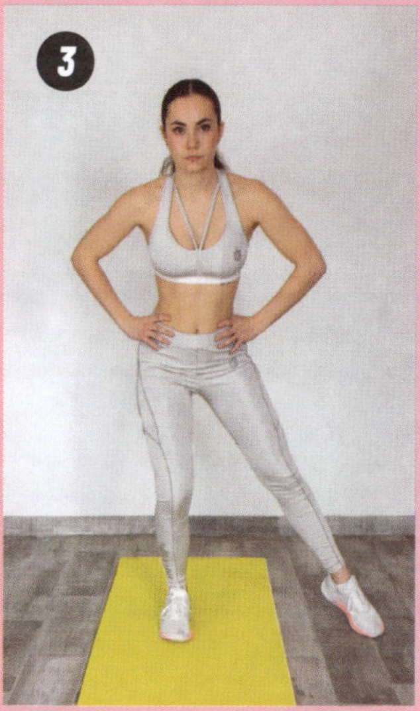

SÉANCE 5 | LEG DAY / CARDIO

40 MIN | 9 CIRCUITS TRAINING

CIRCUIT 1

I. Squats à 1 pied décollé

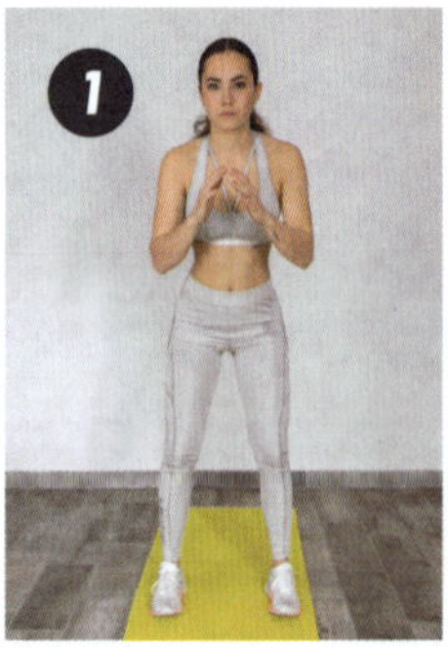

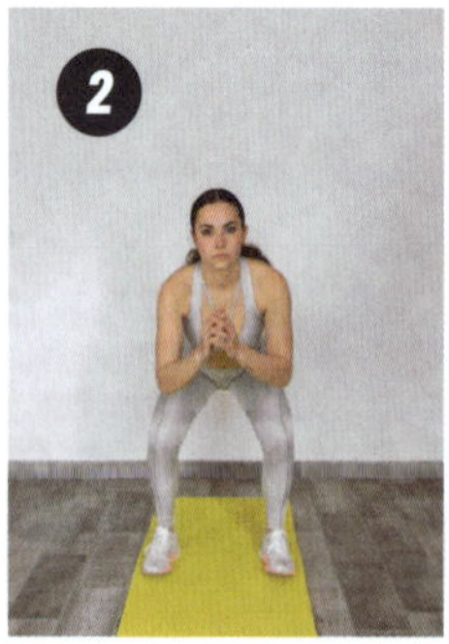

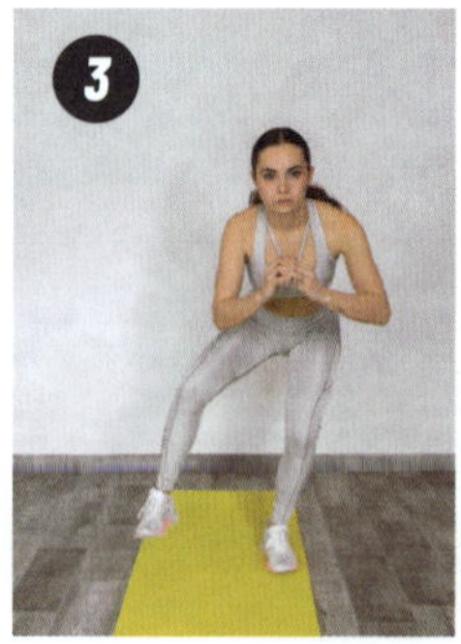

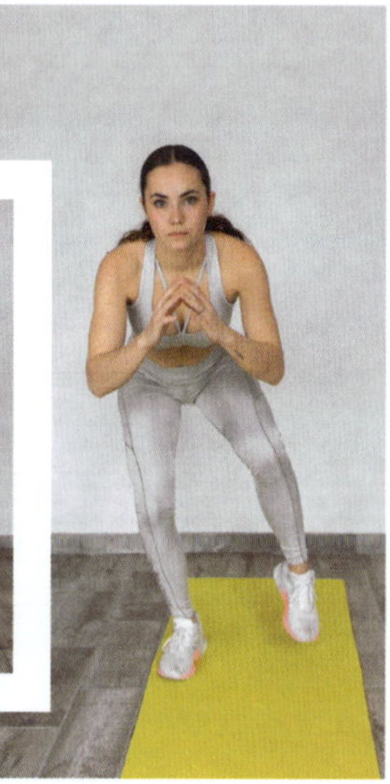

II. Course sur place

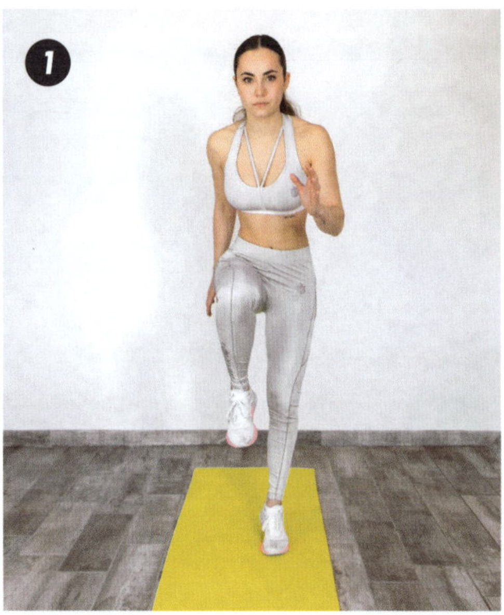

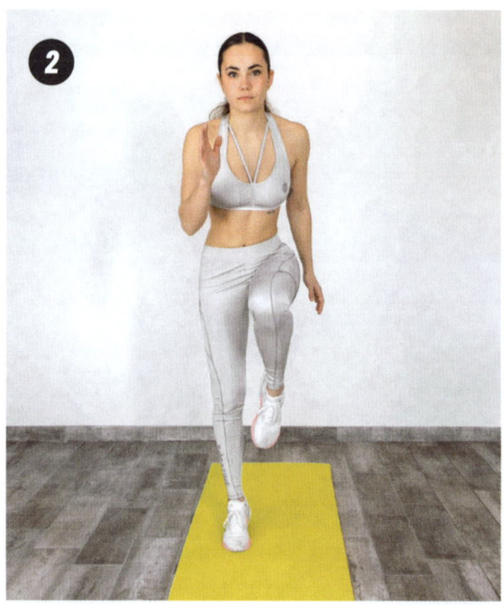

ÉCHAUFFEMENT **3 MIN**	1 CIRCUIT **3 MIN**	2 EXERCICES À ALTERNER **TOUTES LES 30 SECONDES**
REPOS ENTRE CHAQUE CIRCUIT **1 MIN**	ÉTIREMENTS **2 MIN**	

CIRCUIT 2

I. Cercles en élévation vers l'arrière

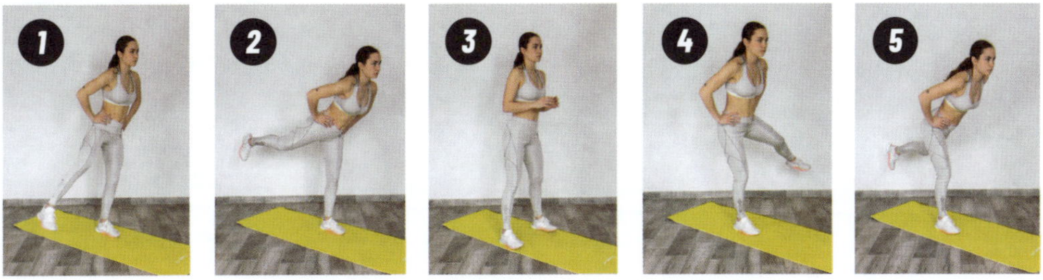

II. Montées de genoux

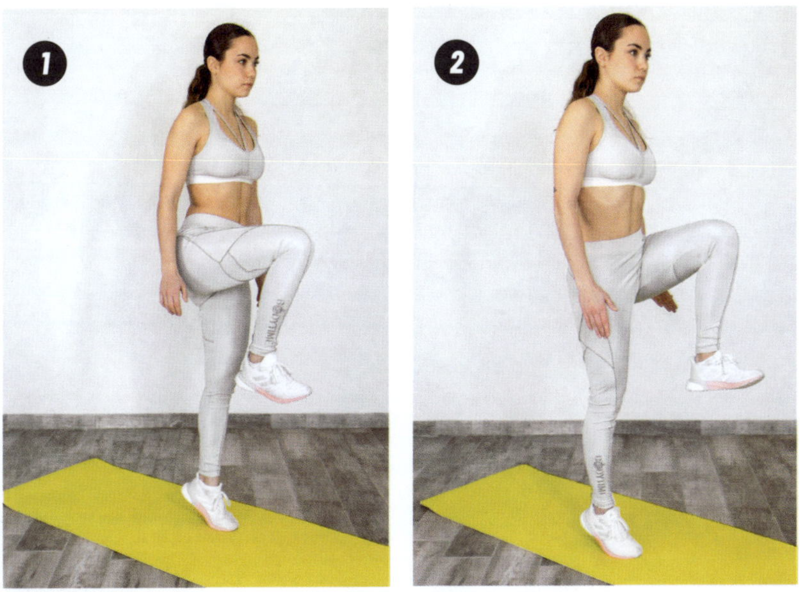

FOCUS

NE PAS S'ENTRAÎNER TROP LONGTEMPS

On pense parfois à tort qu'en musculation, plus l'entraînement dure longtemps mieux c'est. C'est souvent au contraire **contre-productif**. En effet, si l'entraînement dure 2-3 heures, cela signifie en général que tu fais trop de répétitions ou trop d'exercices, ou que tu passes beaucoup de temps à discuter ou à regarder ton téléphone. De fait, la séance n'est pas du tout efficace. C'est pour cela que les séances de ce programme ne durent que **40/45 minutes avec une grosse intensité** ; et c'est largement suffisant.

CIRCUIT 3

I. Squats kick

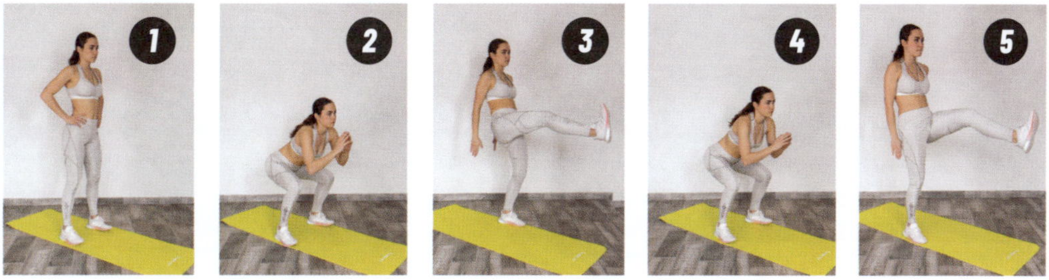

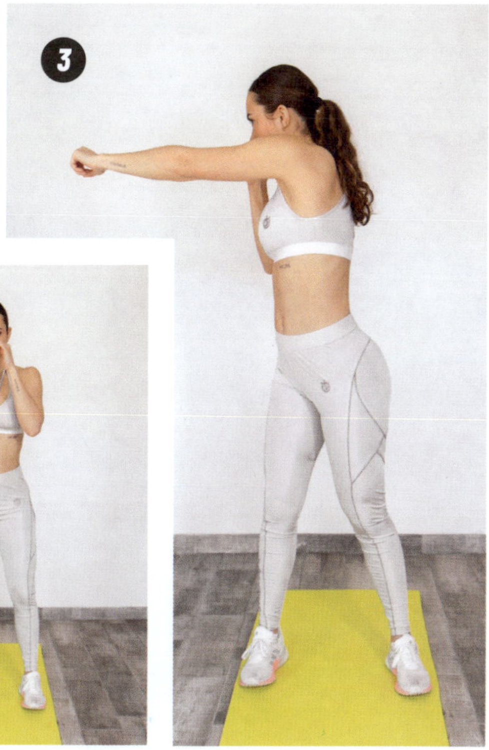

II. Boxe coups droits latéraux

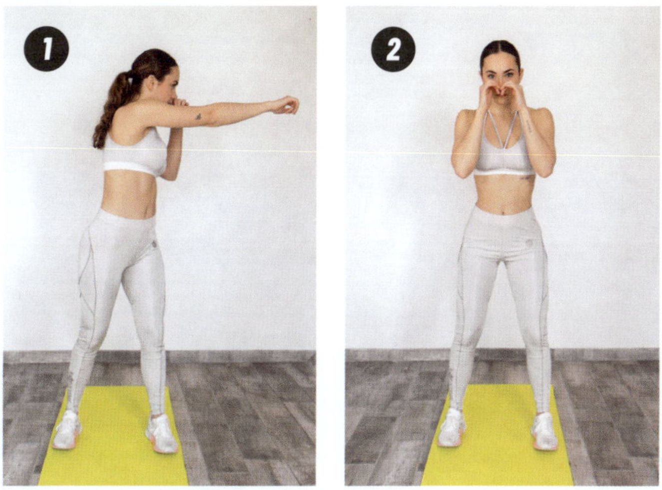

CIRCUIT 4

I. Squats à droite et à gauche

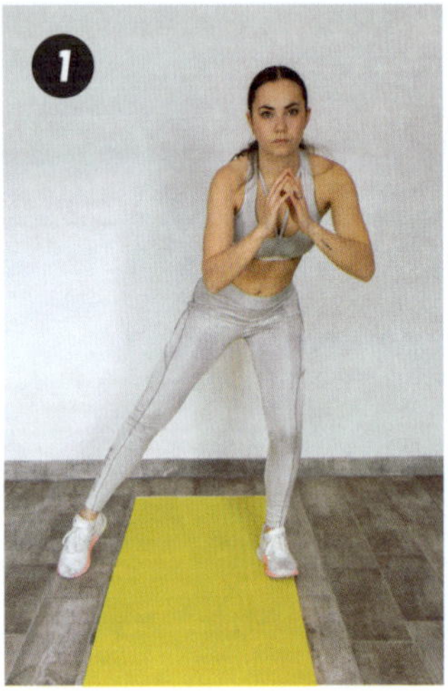

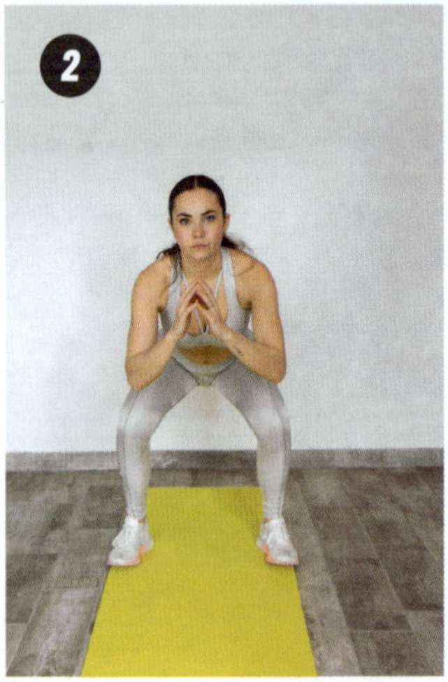

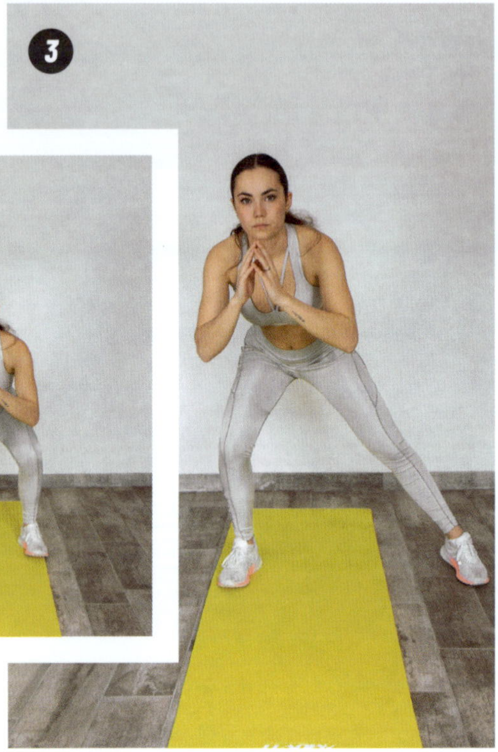

II. Talons-fesses en sumo

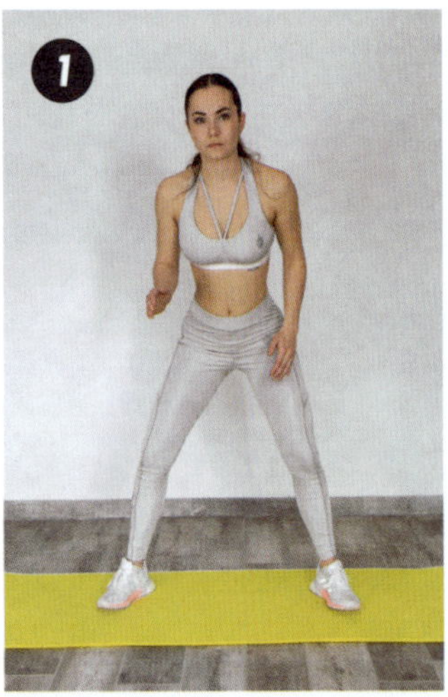

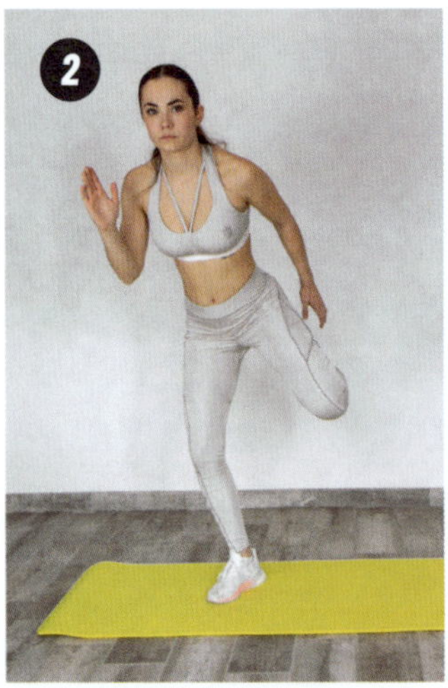

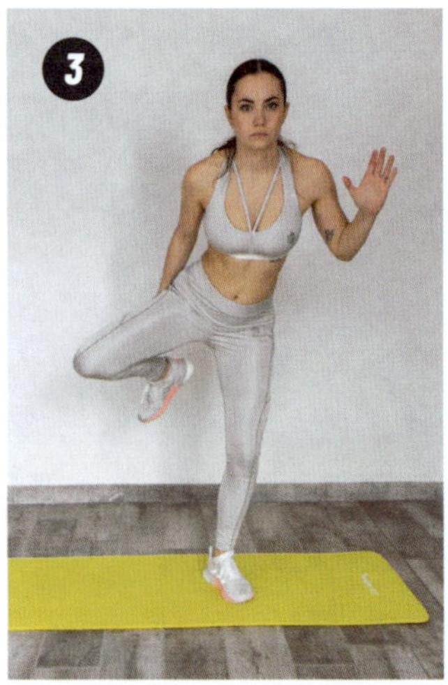

FOCUS

NE PAS SE FOCALISER SUR LE POIDS

Si l'on a pour objectif de perdre du gras, il est parfois frustrant de ne pas tout de suite voir de résultats sur la balance. **Au début, le poids ne change pas ou très peu**, et il est même courant que la reprise d'une activité sportive entraîne une légère prise de poids. En effet, lorsque le muscle se développe à la suite d'efforts répétés, on peut prendre un peu de poids. Le corps a certes perdu du gras mais, **le muscle étant plus lourd**, **cela ne se verra pas sur la balance** la première semaine. Pas de panique, ton corps est en train de changer ! Plus tu vas te tonifier, plus tu consommeras de calories au quotidien et donc perdras de la masse graisseuse. Continue ainsi et ne te focalise pas sur la balance. D'ailleurs, nous te conseillons de **ne pas te peser plus d'une fois par semaine**, d'autant que le stress que cela peut générer est néfaste pour la perte de poids. Garde donc juste un rendez-vous hebdomadaire avec la pesée et le reste du temps, fais-toi confiance. Tu sentiras de toute façon la différence en portant tes vêtements ou *via* le retour de ton entourage...

CIRCUIT 5

I. Fentes vers l'avant

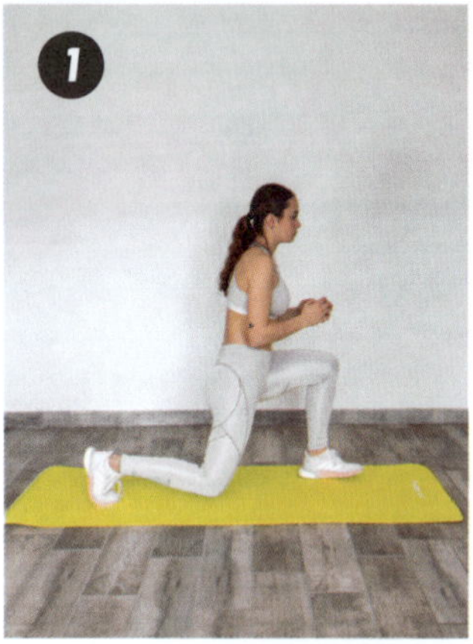

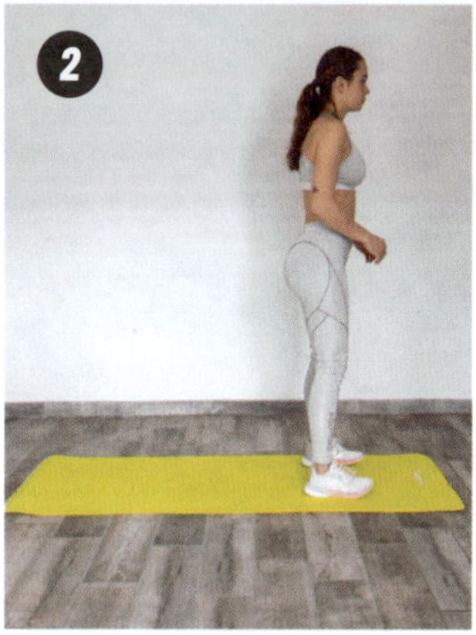

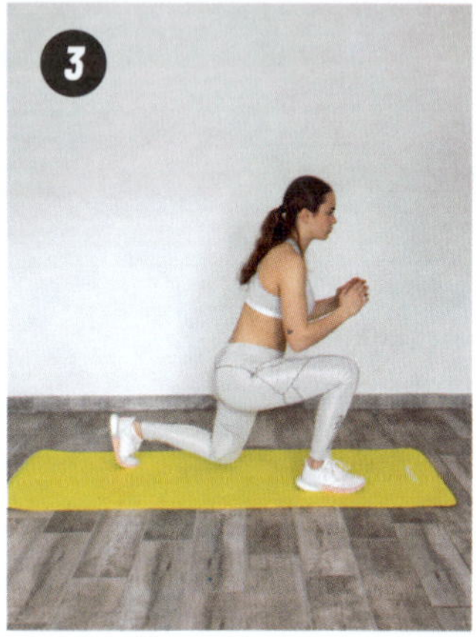

II. Jumping Jack

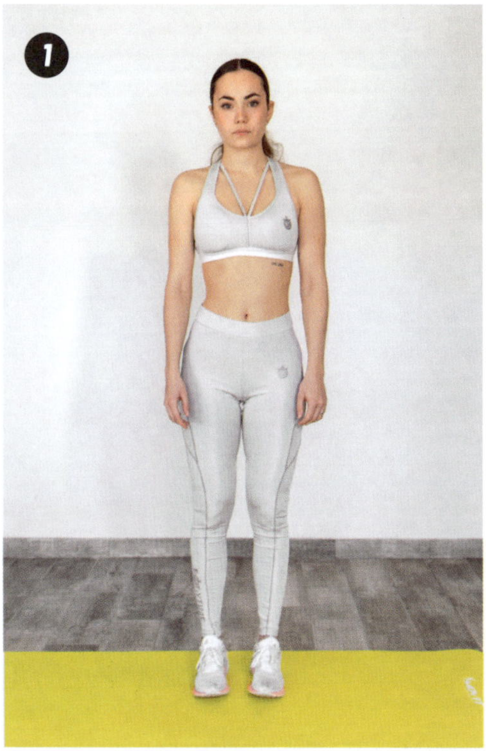

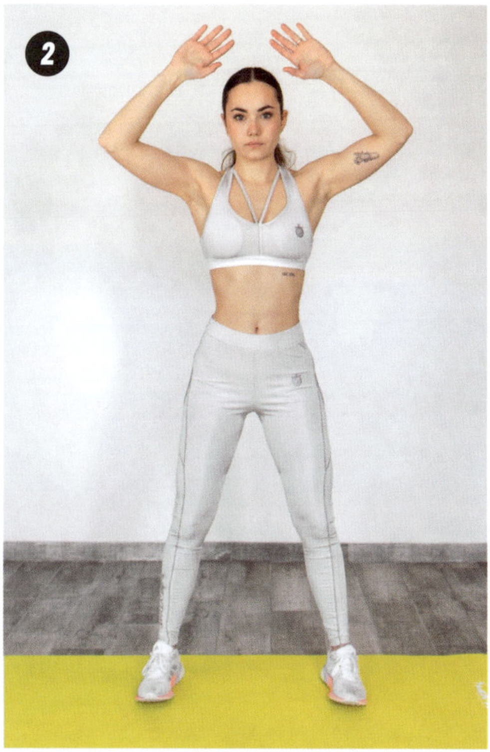

CIRCUIT 6

I. Squats rebond

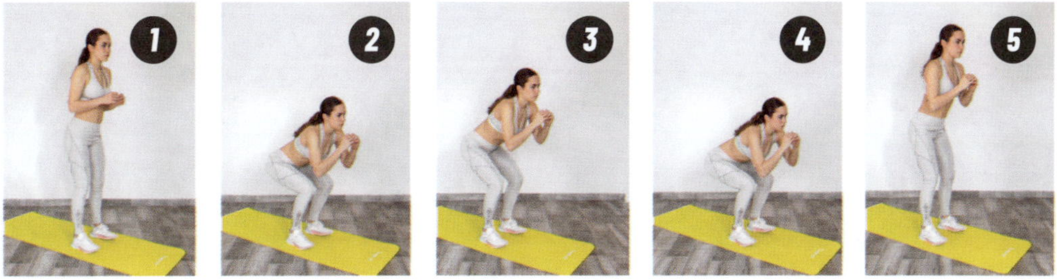

II. Tipping

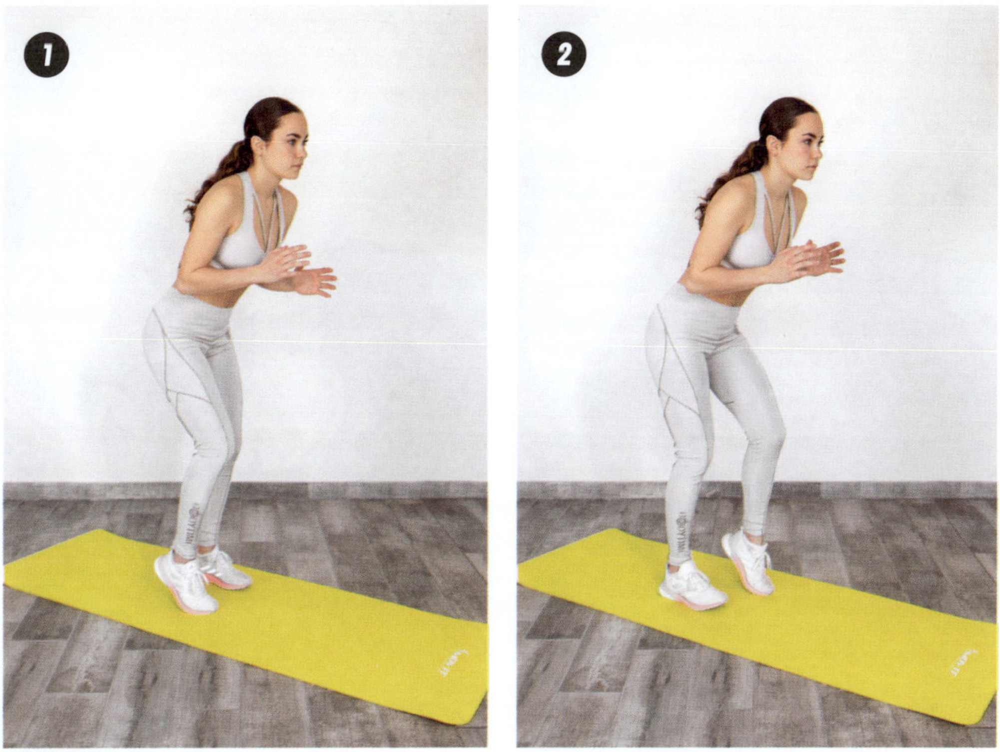

FOCUS

PAS D'EXCUSES

On connaît tous cette citation qui dit : « Les excuses ne brûlent pas de calories ! ». Cela peut paraître un peu bateau, mais dans la vie de tous les jours, tu verras que tout le monde, y compris toi, utilise en permanence des excuses et que dans 90 % des cas, elles ne sont pas valables. C'est généralement **une question de choix**, et il faut les assumer. Si on vous dit : « demain, vous devez être présent à 8 h », vous serez peut-être en retard, mais si on vous dit que si vous n'êtes pas là à 8 h, quelque chose de grave t'arrivera à toi ou à tes proches, tu seras là à l'heure ! C'est un exemple un peu extrême mais qui illustre bien que, dans le deuxième cas, non seulement tu seras à l'heure, mais tu dormiras même sûrement sur place ! Cela ne veut évidemment pas dire qu'il faut toujours arriver avec 4 heures d'avance, mais il s'agit plutôt ici de **prendre conscience que les excuses ne sont pas toujours utiles** et qu'il faut parfois assumer ses choix. Si ton objectif est de suivre ce programme et de perdre du poids, va jusqu'au bout et ne dis pas que si tu n'y arrives pas, c'est parce que tes amis te sollicitent trop, que c'est trop dur car c'est l'hiver ou que le barbecue avait l'air super bon... **Qui souhaite atteindre un objectif, trouve toujours un moyen** ; qui ne veut pas vraiment l'atteindre, trouve toujours une excuse...

CIRCUIT 7

I. Élévations arrières

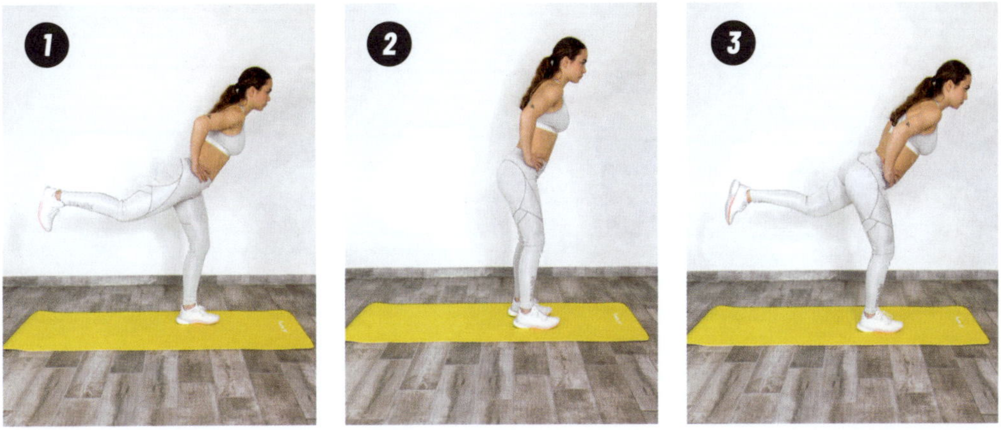

II. Burpees

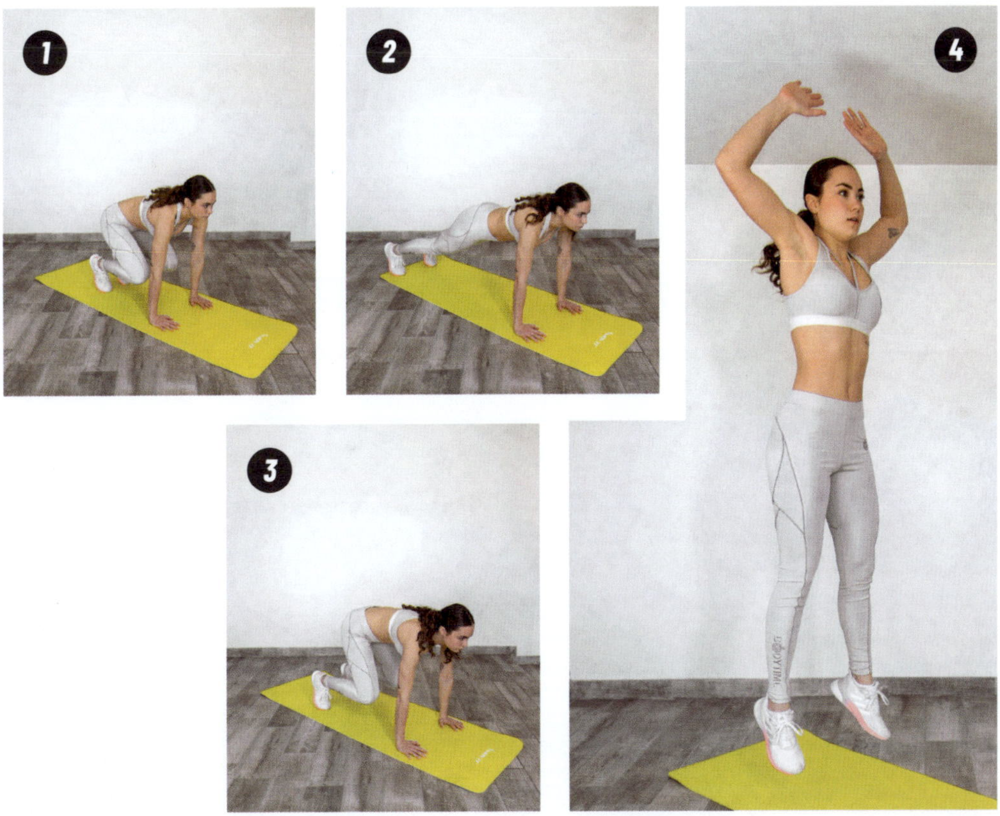

CIRCUIT 8

I. Squats surfeuse

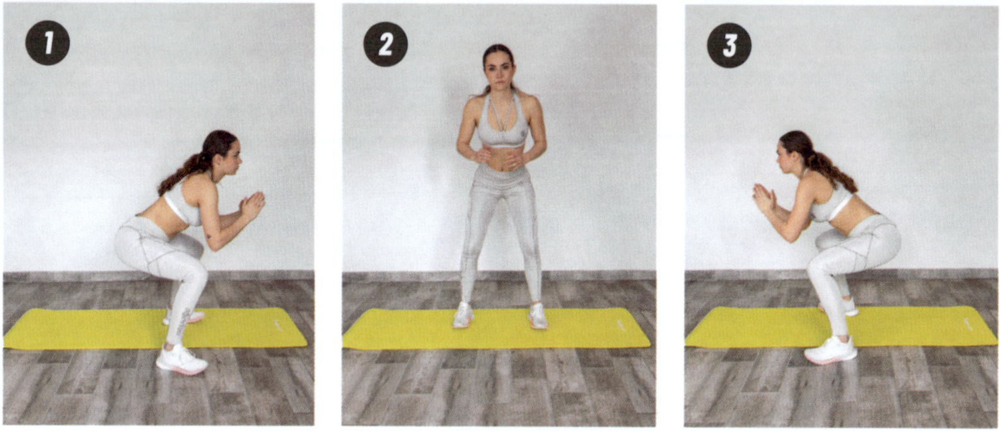

II. Coups de genoux alternés

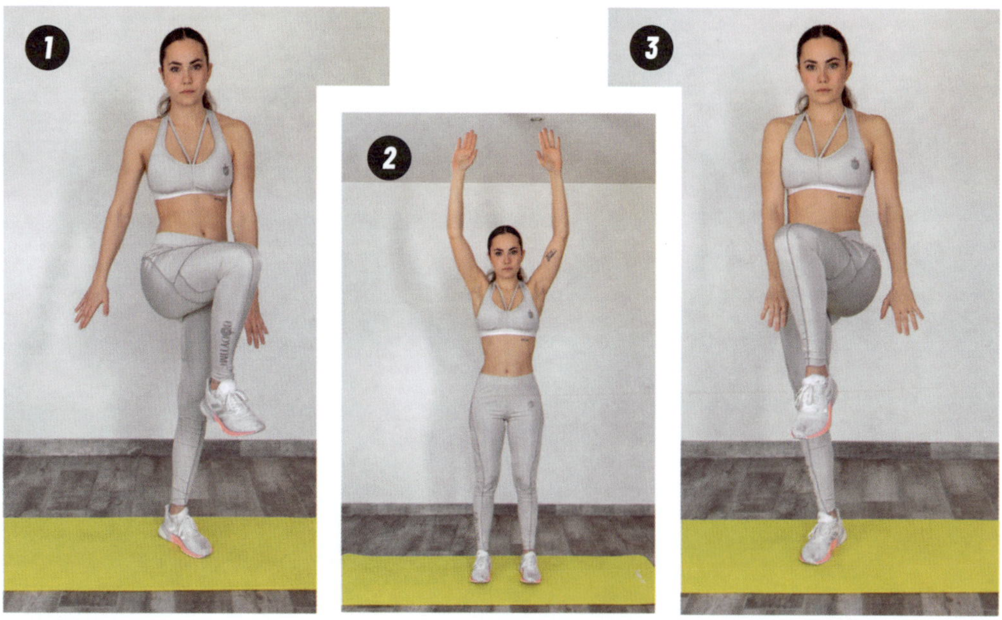

CIRCUIT 9

I. Squats jump en sumo

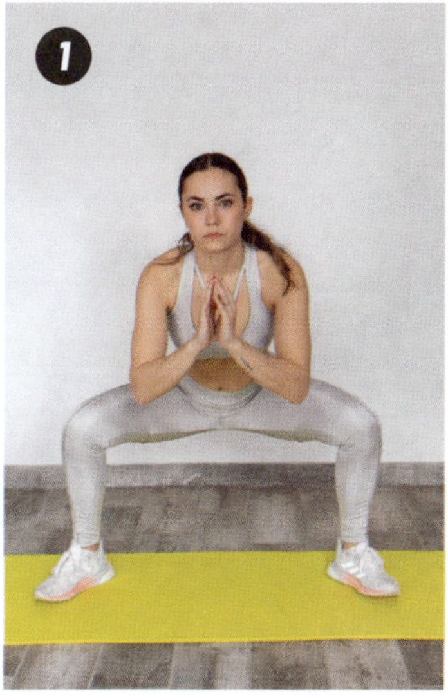

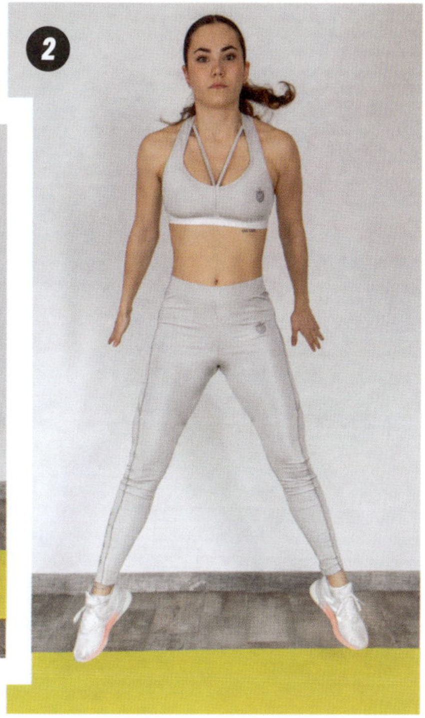

II. Poire boxe

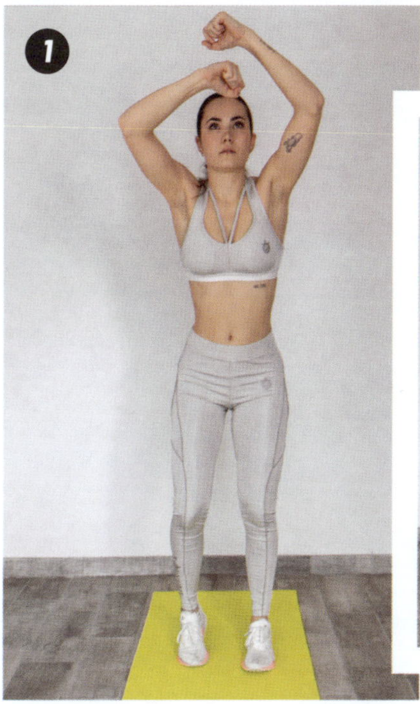

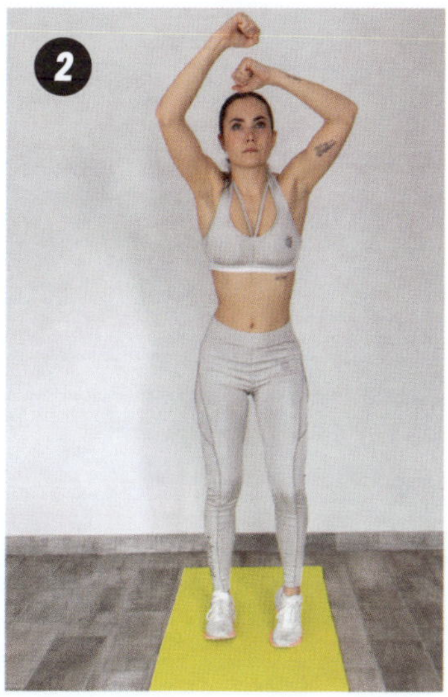

SUITE

SÉANCE 5 | LEG DAY / CARDIO

40 MIN | REPRENDRE LES 9 CIRCUITS TRAINING + CIRCUIT 10

REPOS ENTRE CHAQUE CIRCUIT **50 SEC**

CIRCUIT 10

I. Scorpions

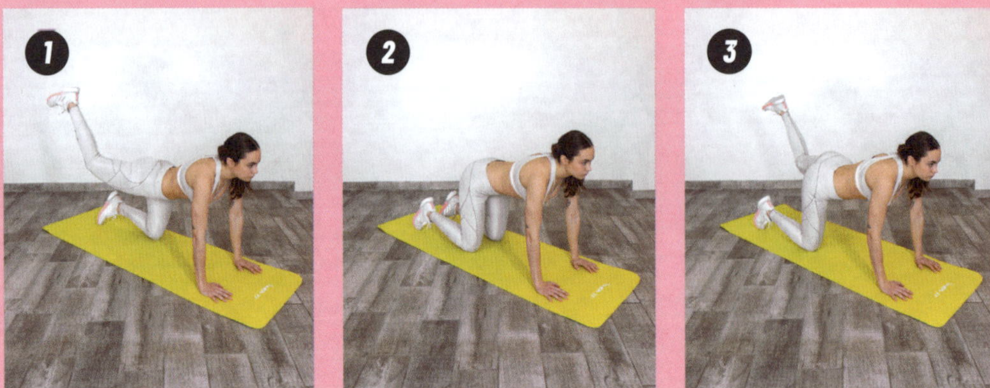

II. Ciseaux devant et derrière

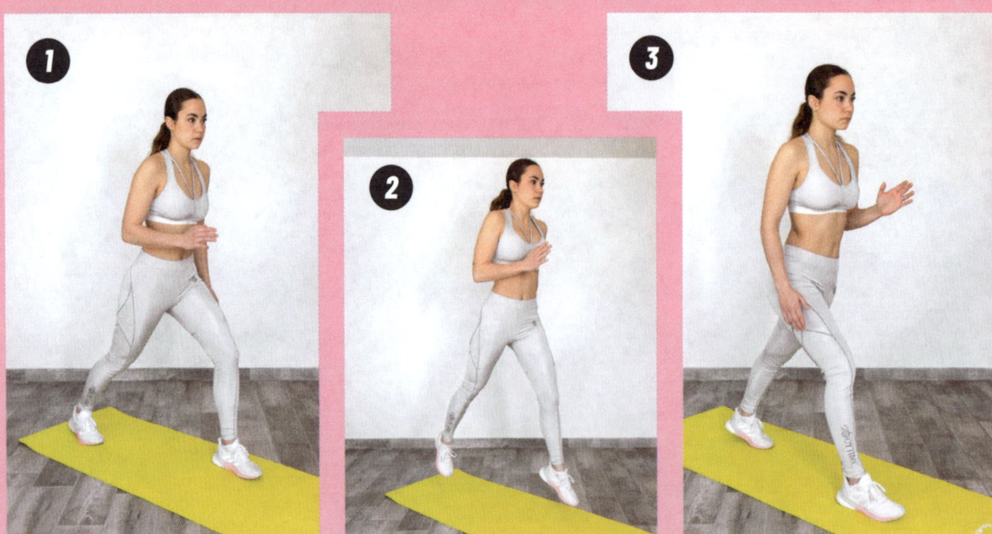

SUITE

SÉANCE 5 | LEG DAY / CARDIO

40 MIN | REPRENDRE LES 10 CIRCUITS TRAINING + CIRCUIT 11

REPOS ENTRE CHAQUE CIRCUIT **30 SEC**

CIRCUIT 11

I. Petits fessiers à genoux

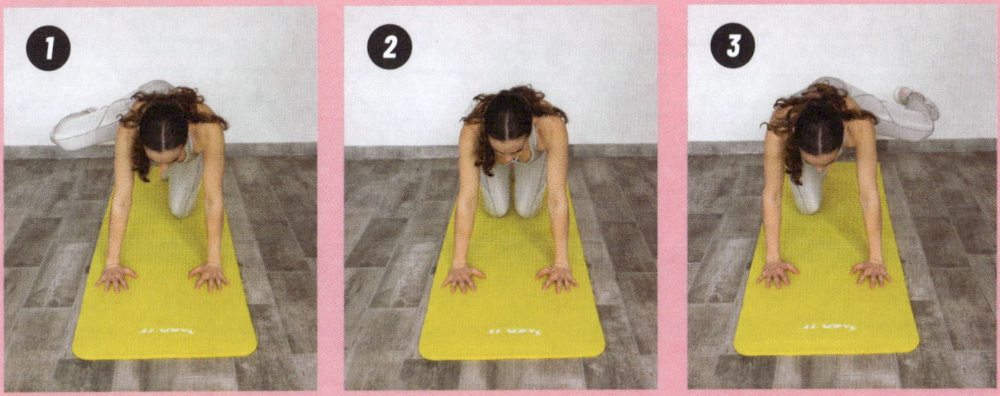

II. Jumping Jack à 1 bras

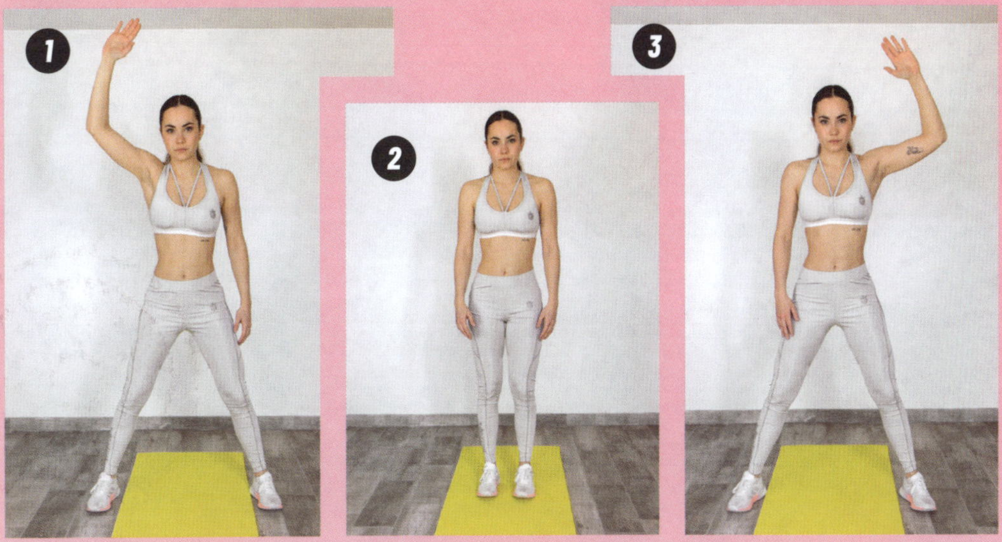

SÉANCE 6 | HAUT DU CORPS ET ABDOS / CARDIO

40 MIN | 9 CIRCUITS TRAINING

CIRCUIT 1

I. Gainage décollé 1 main devant

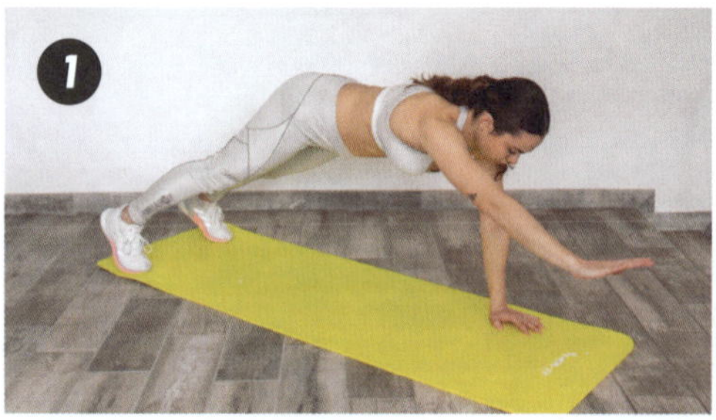

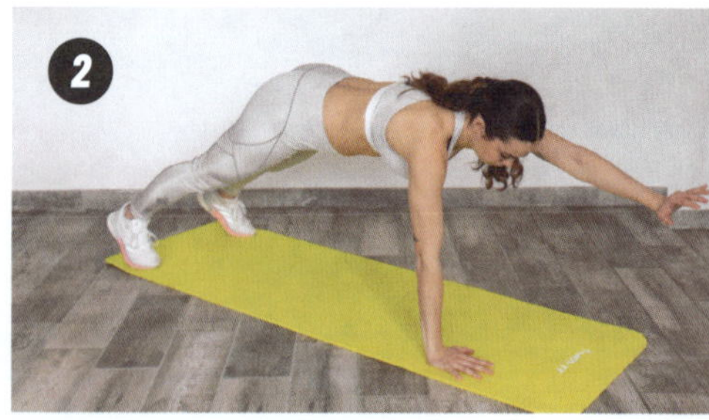

II. Crochets

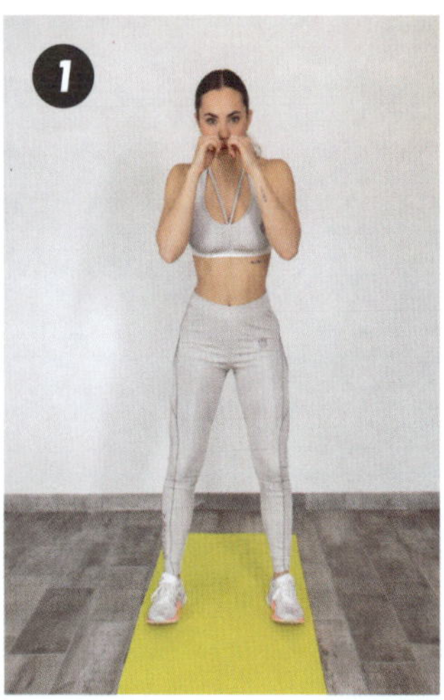

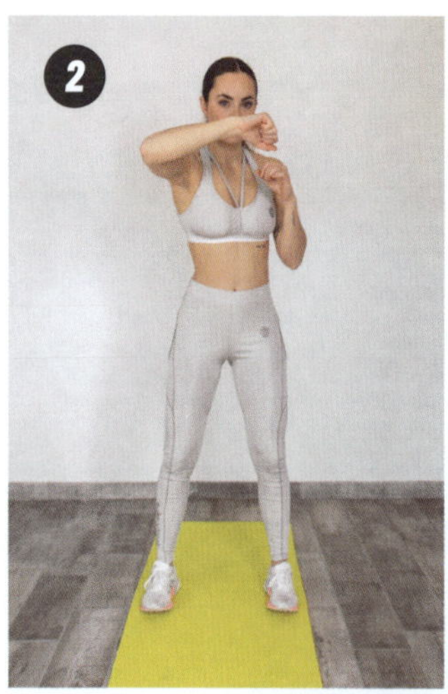

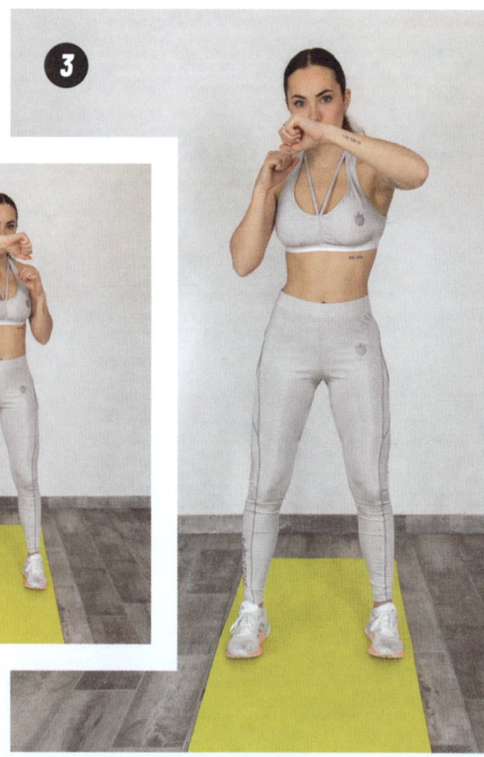

ÉCHAUFFEMENT **3 MIN**	1 CIRCUIT **3 MIN**	2 EXERCICES À ALTERNER **TOUTES LES 30 SECONDES**
REPOS ENTRE CHAQUE CIRCUIT **1 MIN**	ÉTIREMENTS **2 MIN**	

CIRCUIT 2

I. Pompes type scorpion

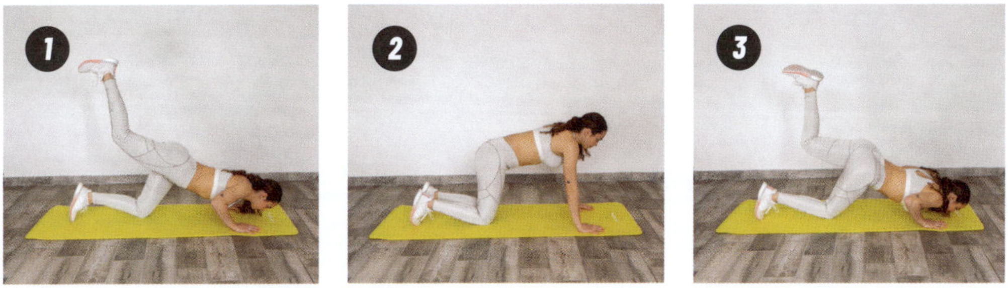

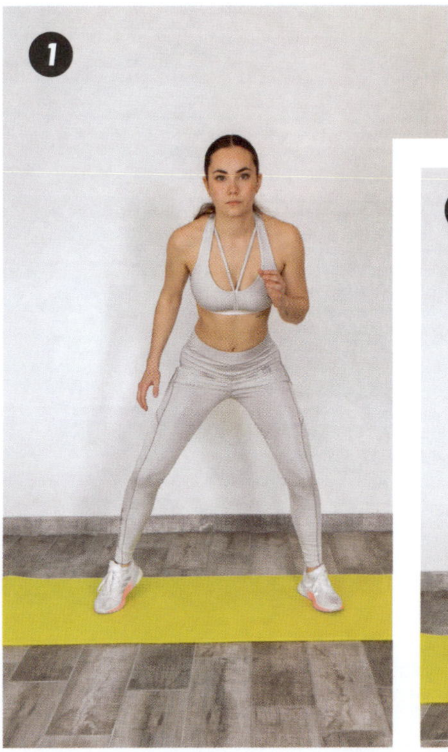

II. Tipping en sumo

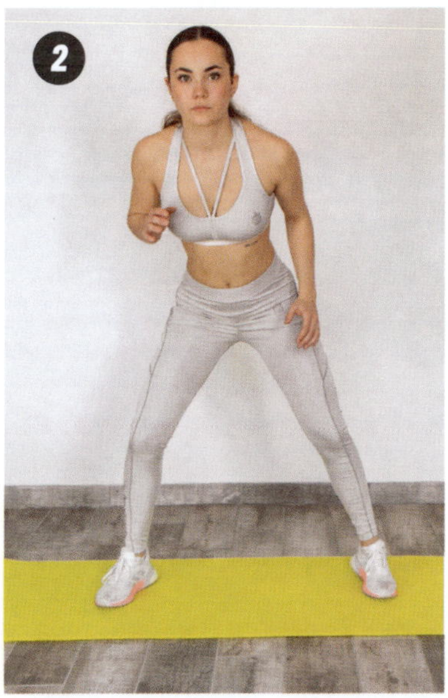

FOCUS

FIÈRE, JAMAIS SATISFAITE

Être fière de soi est important mais il ne faut jamais être satisfaite. Pourquoi te disons-nous cela ? Parce que c'est normal et sain d'être fière de toi, de tes projets, de ton histoire, de te lancer dans ce programme ou dans une nouvelle activité, mais **ne jamais se satisfaire de ce que tu as déjà accompli te permet d'aller encore plus loin** et c'est l'une des clés de la réussite. Attention, ne confonds pas fierté et prétention. Ne regarde jamais de haut des personnes qui auraient un niveau inférieur au tien ! La fierté est positive, le mépris non ! **La seule personne avec laquelle tu dois te comparer est toi-même.** Et pour nuancer un peu, quand nous te disons de ne jamais être satisfaite, tu dois quand même voir le chemin que tu as parcouru et être heureuse de ce que tu as réalisé jusqu'ici ! Essaye toutefois d'aller un petit peu plus loin, de garder cette ambition de **faire toujours mieux et de repousser certaines limites** que tu te mets, toi ou d'autres personnes. Tu peux te dire que tu n'y arriveras pas, mais c'est faux !

CIRCUIT 3

I. Oiseau à plat ventre

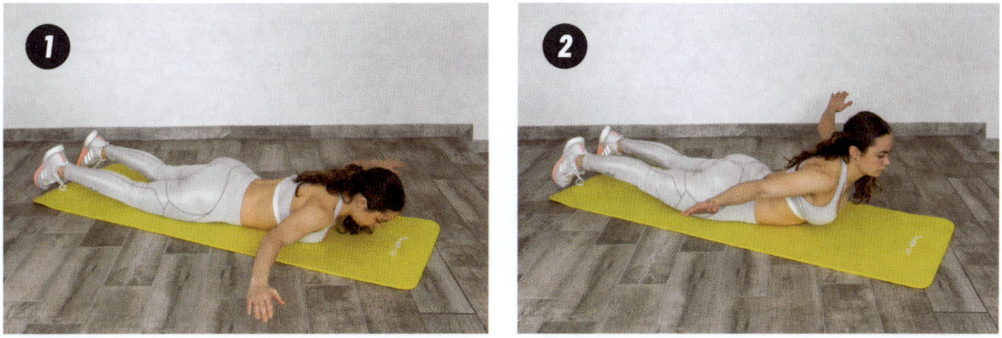

II. Jumping Jack façon Bodytime

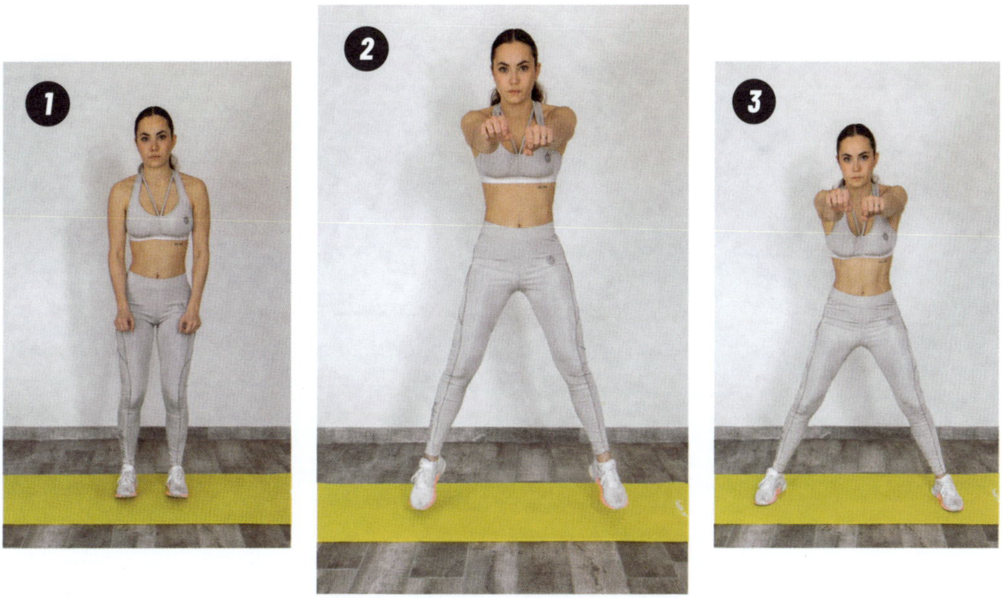

CIRCUIT 4

I. V-sit

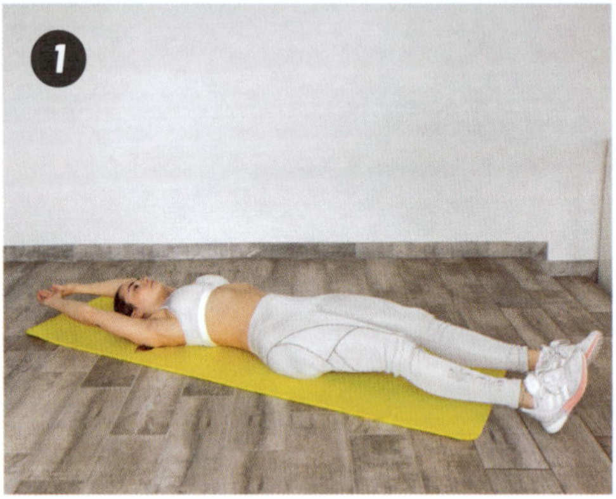

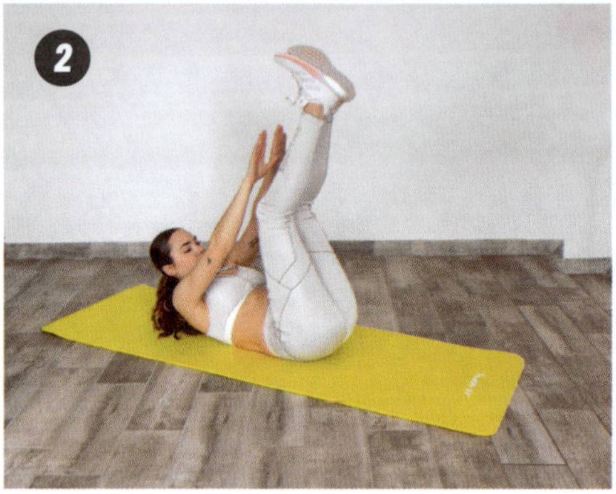

II. Poire boxe

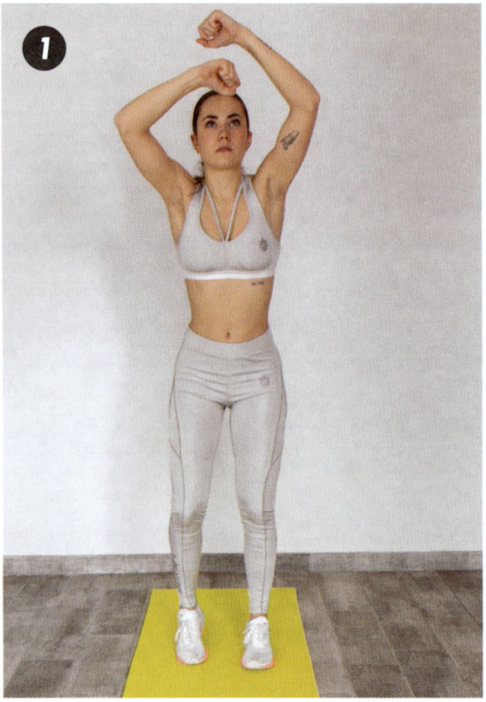

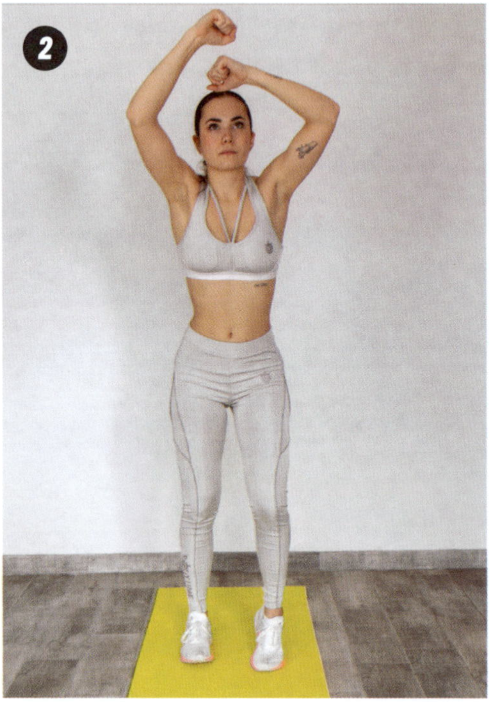

CIRCUIT 5

I. Gainage latéral

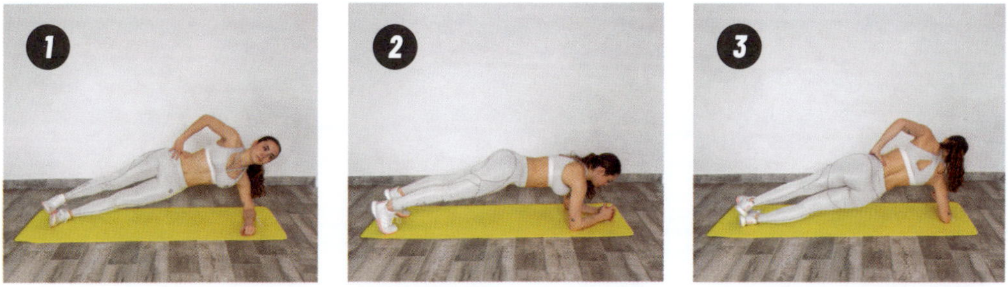

II. Ciseaux écartés et resserrés en croisant

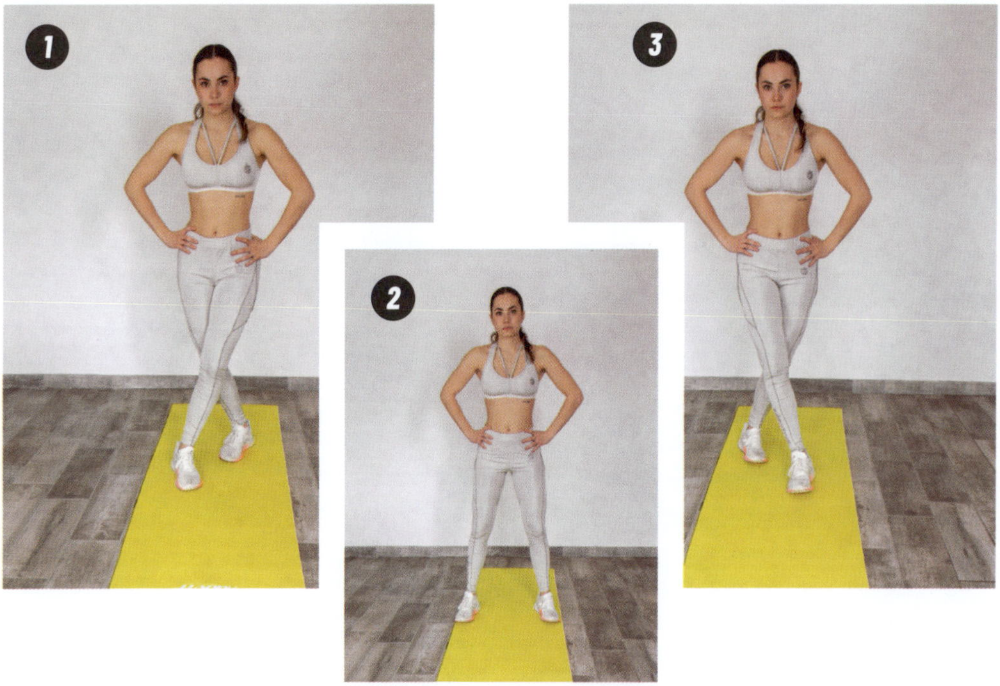

CIRCUIT 6

I. Combinaisons épaules

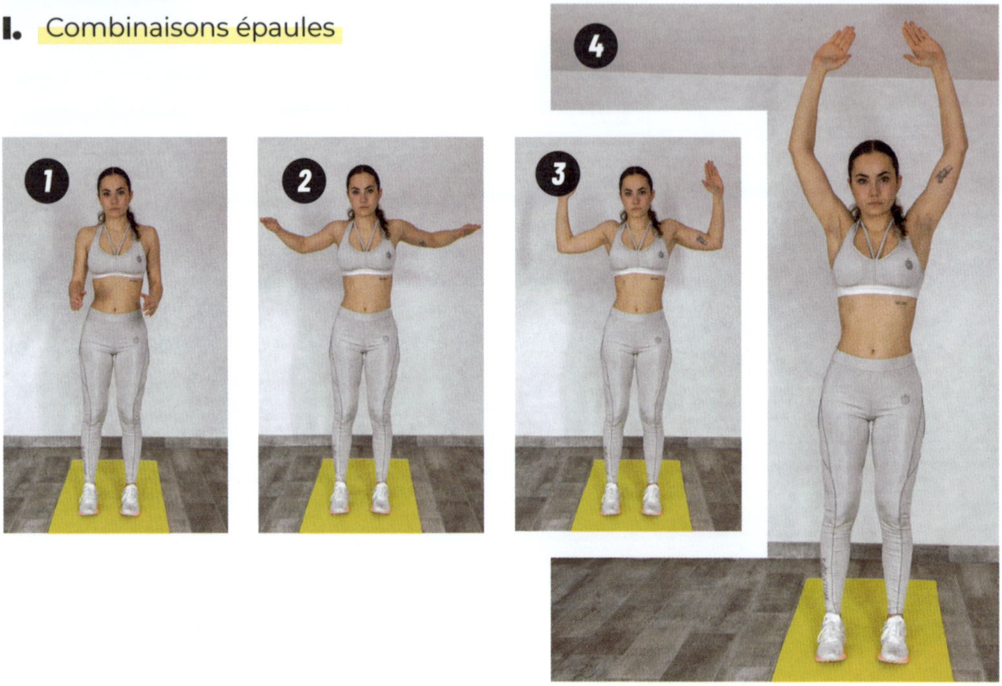

II. Montées de genoux en sumo

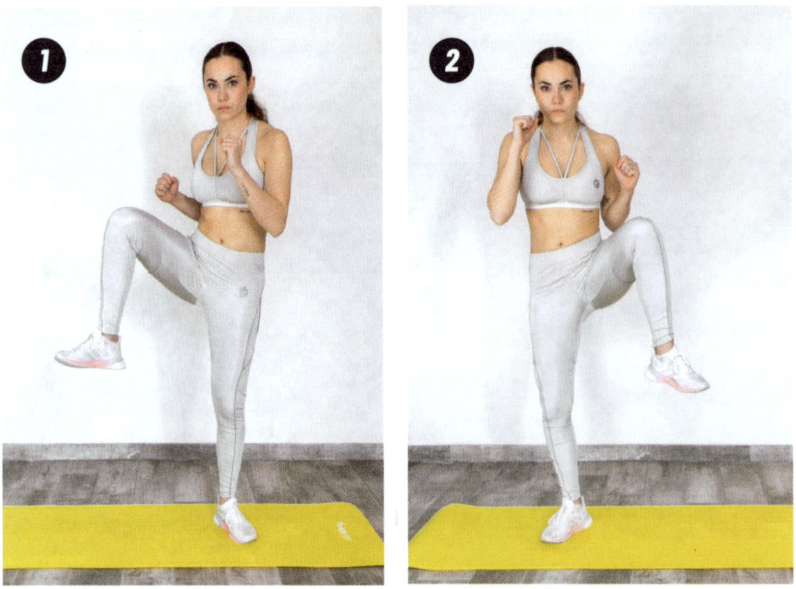

FOCUS

S'ENTRAÎNER À DEUX

Pour rester motivée, il est parfois plus facile de s'entraîner à deux. Cela permet de s'encourager et de se sentir plus impliquée car l'on ne veut pas décevoir l'autre personne. Le mieux est de trouver quelqu'un qui souhaite suivre ce programme également : vous pourrez alors **échanger et partager à deux votre motivation** mais aussi les moments plus durs. Pendant les entraînements, cela permet par ailleurs de se dépasser un peu plus et de se tirer vers le haut. Sur le long terme, il sera **plus facile de rester assidue**, et partager cela avec une amie rend l'activité encore plus ludique.

CIRCUIT 7

I. Obliques en touchant les talons

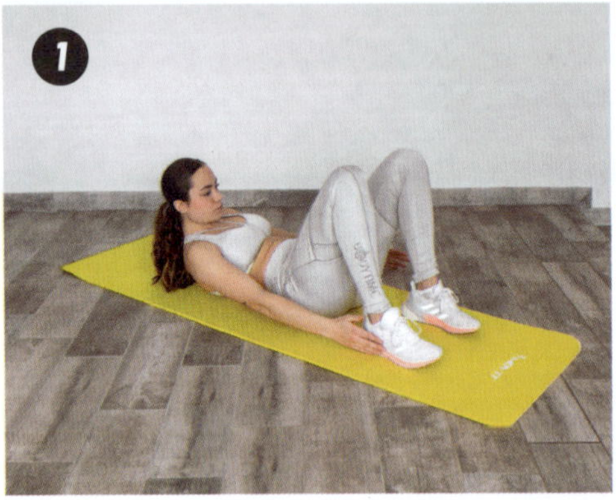
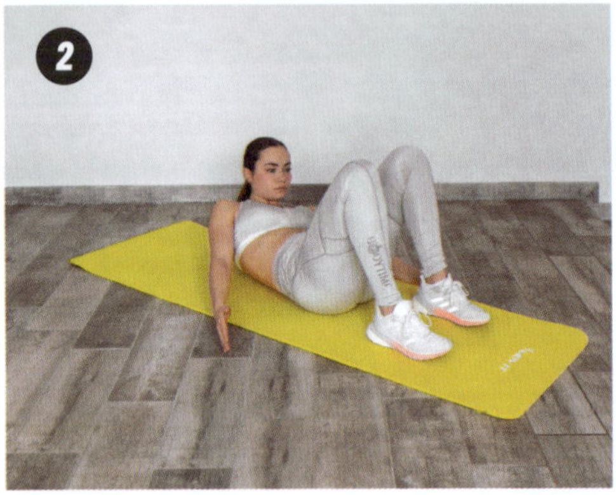

II. Kicks latéraux

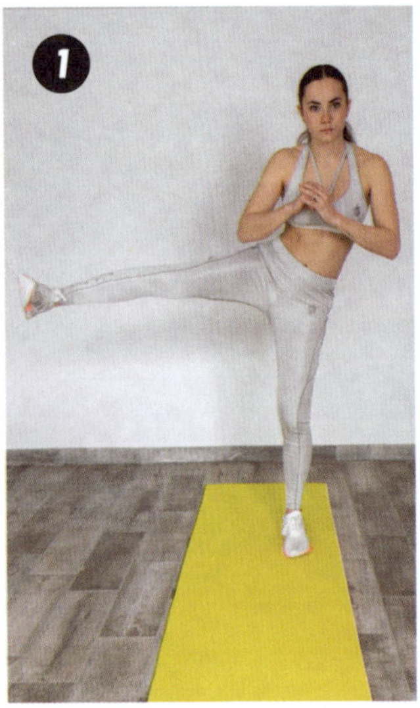
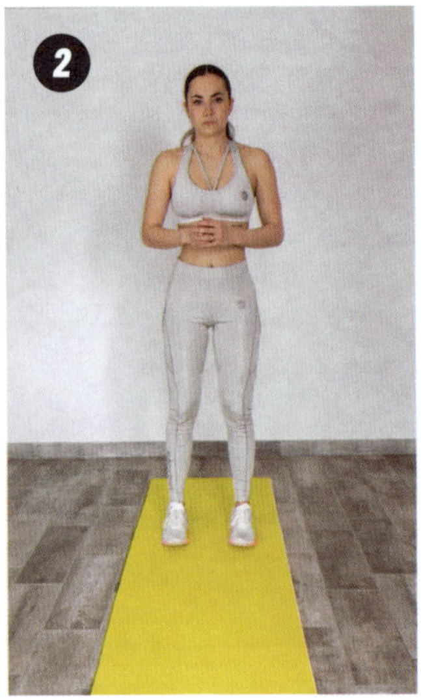
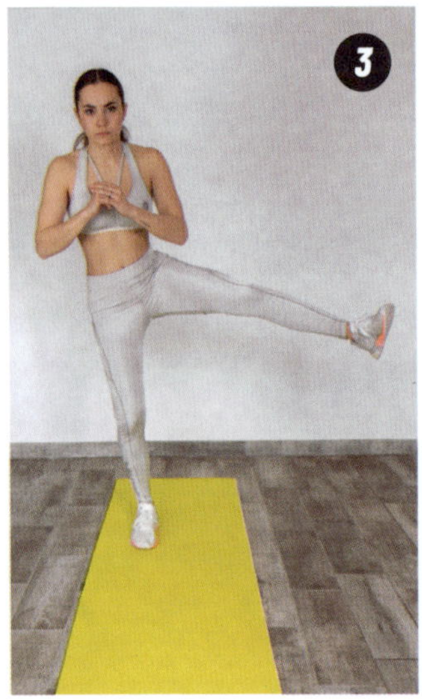

CIRCUIT 8

I. Gainage main et avant-bras

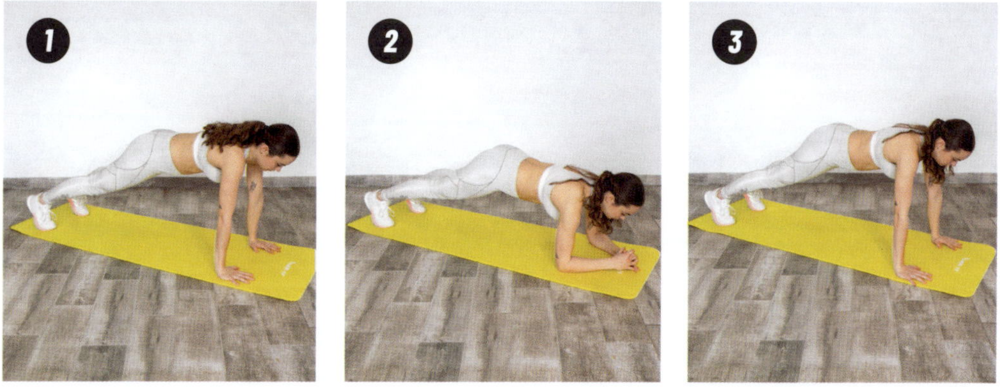

II. Burpees jambes écartées

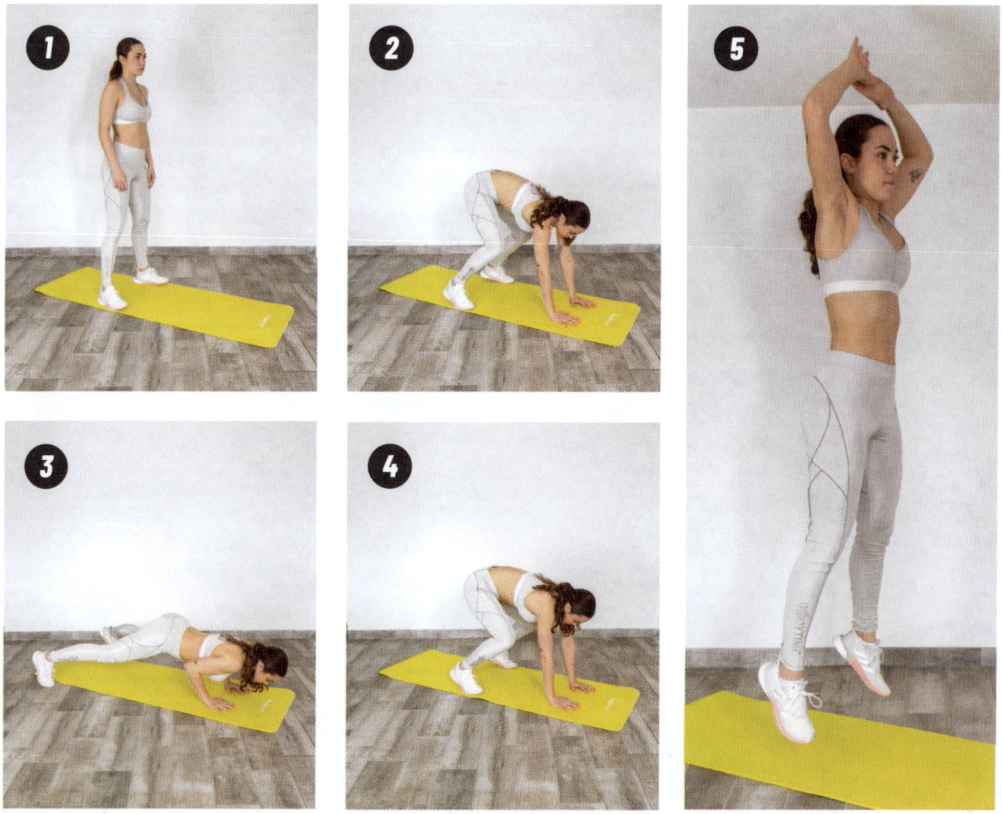

FOCUS

ATTITUDE IS EVERYTHING

Cette phrase en anglais signifie que l'attitude fait tout ! Ce qui veut dire que peu importe ton point de départ et ta condition physique actuelle, ce qui compte réellement c'est ton attitude et ce que tu vas accomplir jour après jour ! Cela vaut bien sûr pour de la remise en forme et du fitness, mais également pour tous les aspects de la vie. **Il est très important de rester positive, de s'impliquer à 100 % et surtout d'agir.** C'est très bien de suivre ce programme, mais il faut aussi s'impliquer et se donner pendant les séances, et avoir une bonne alimentation... Sur le long terme, ton attitude, et donc **ton implication, détermineront tes progrès**. Ce n'est pas un sprint mais un marathon, un nouveau mode de vie à appliquer au quotidien.

CIRCUIT 9

I. Assise, toucher l'intérieur et l'extérieur des talons

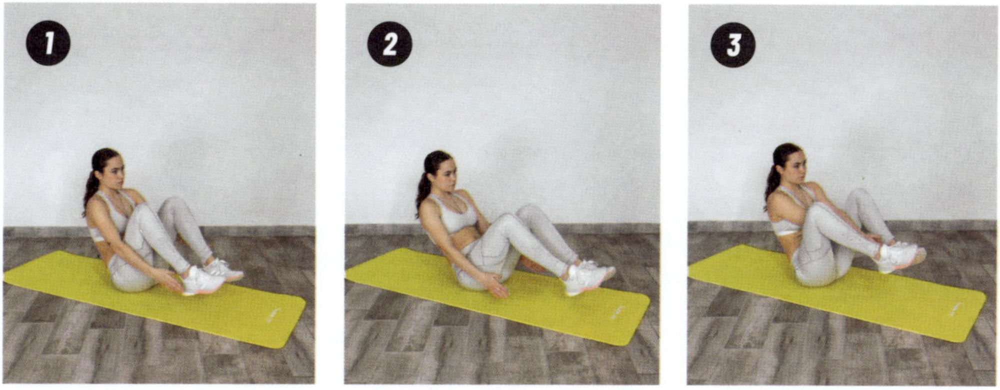

II. Avancer et reculer

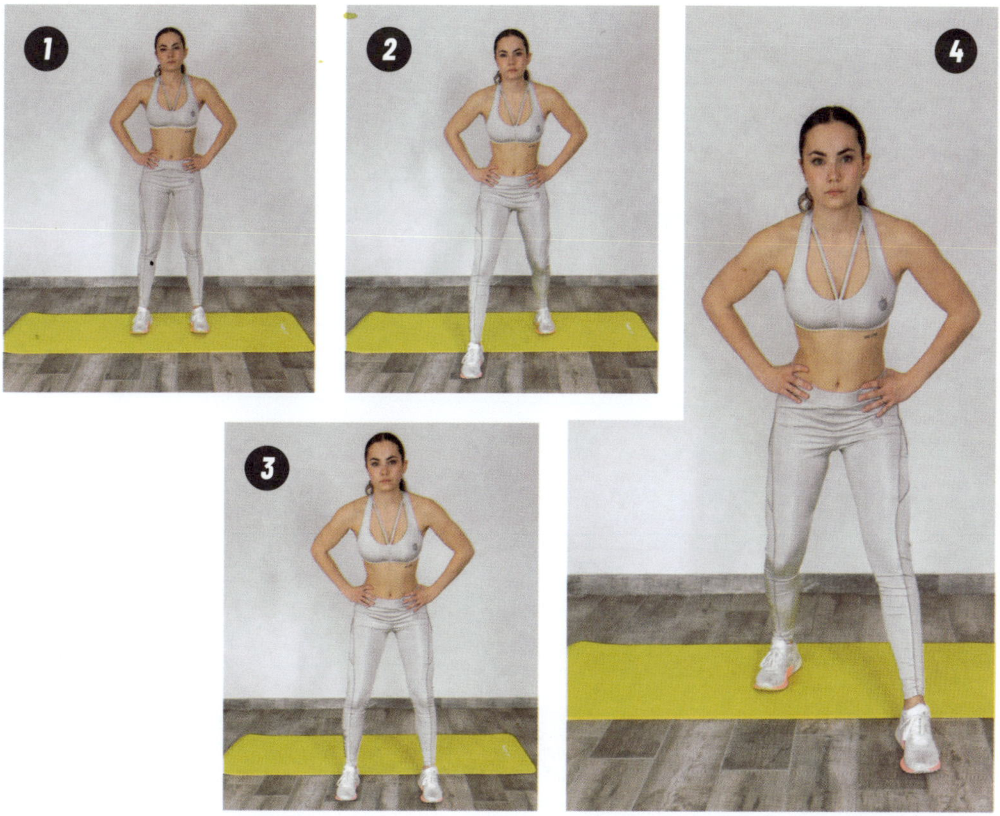

SUITE

SÉANCE 6 | HAUT DU CORPS ET ABDOS / CARDIO

40 MIN | REPRENDRE LES 9 CIRCUITS TRAINING + CIRCUIT 10

REPOS ENTRE CHAQUE CIRCUIT **50 SEC**

CIRCUIT 10

I. Gainage à genoux et rotations externes

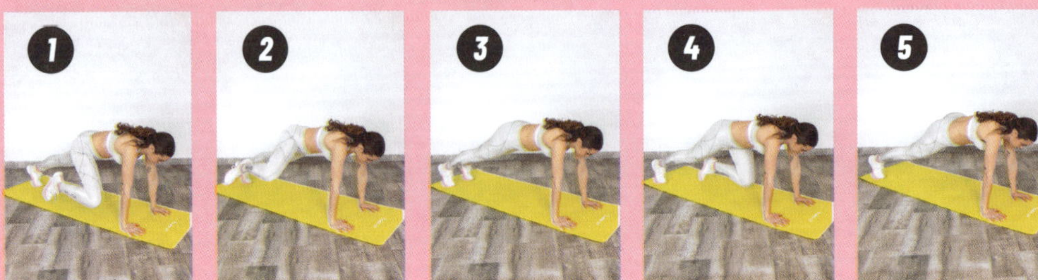

II. Talons-fesses fitness

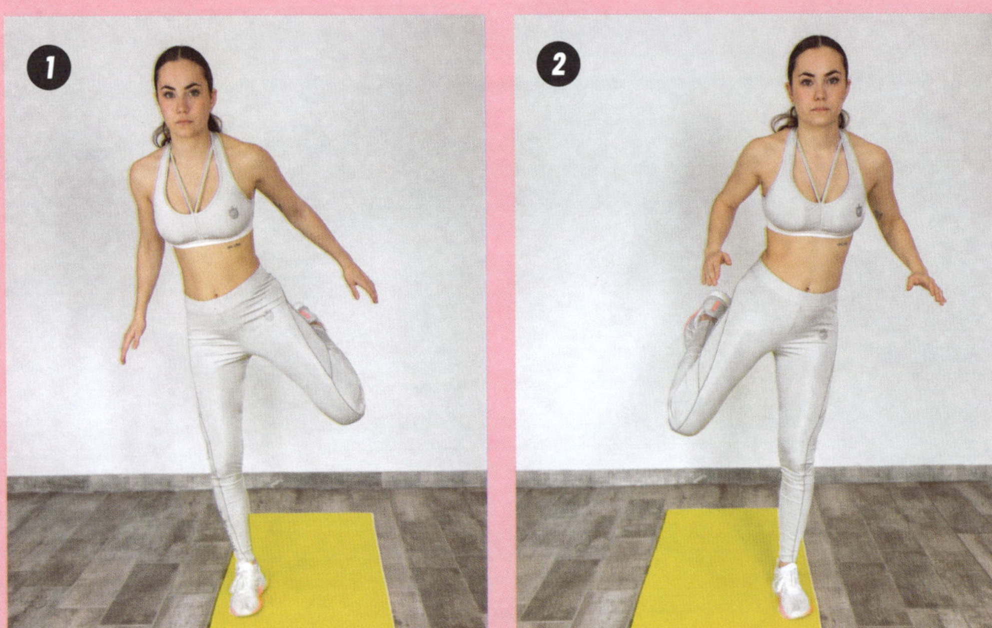

SUITE

SÉANCE 6 | HAUT DU CORPS ET ABDOS / CARDIO

40 MIN | REPRENDRE LES 10 CIRCUITS TRAINING + CIRCUIT 11

REPOS ENTRE CHAQUE CIRCUIT **30 SEC**

CIRCUIT 11

I. Sit up

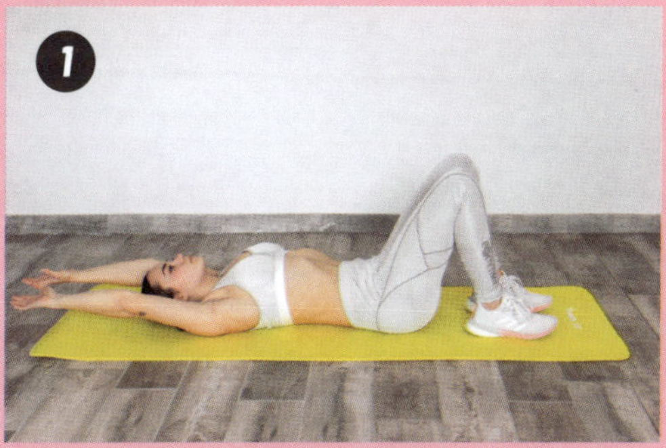

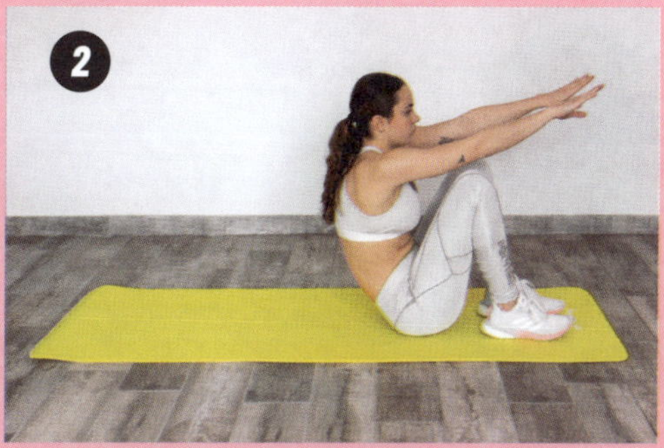

II. Coups de coude frontaux

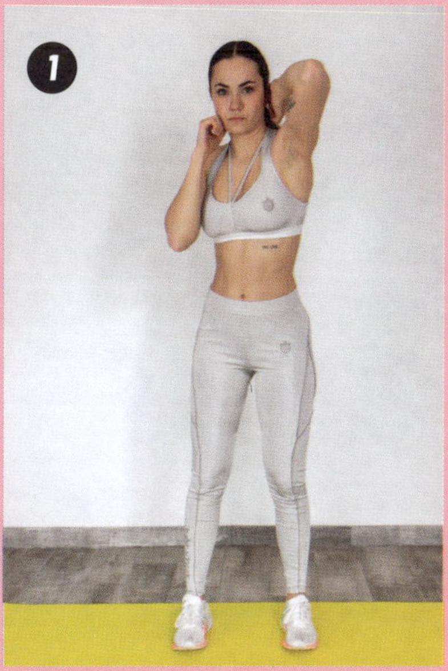

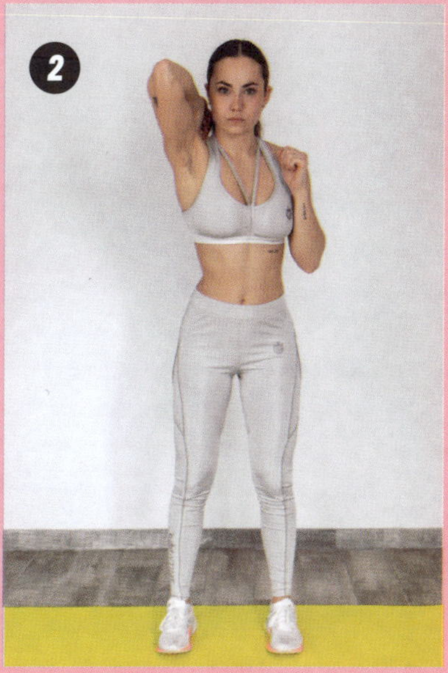

SÉANCE 7 | CARDIO / STRETCHING

30 MIN | 9 EXERCICES DE 30 SEC

CIRCUIT CARDIO

Jumping Jack

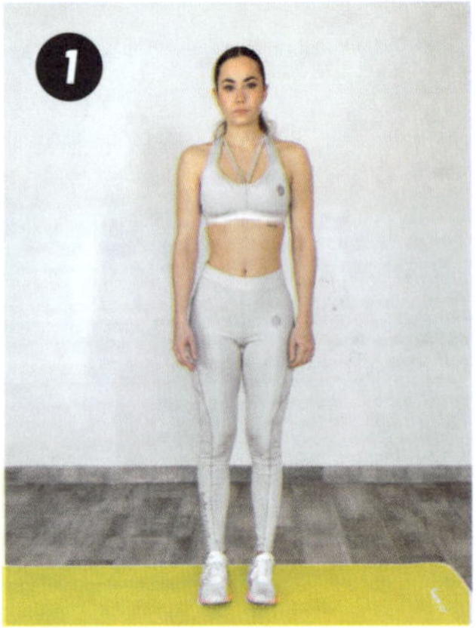

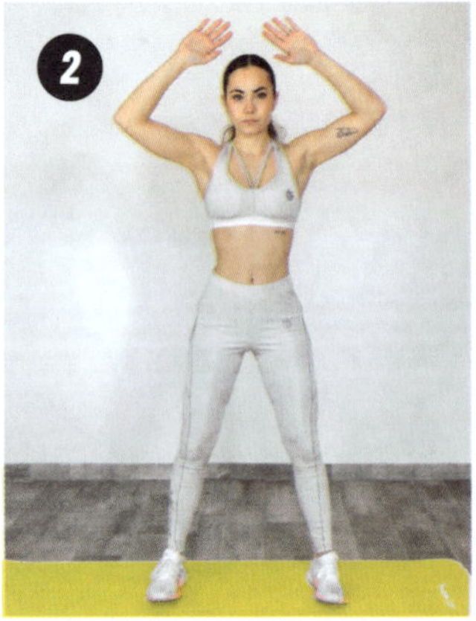

Poire boxe

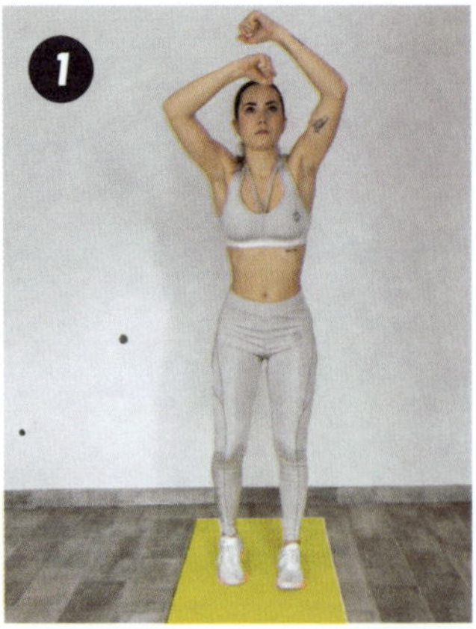

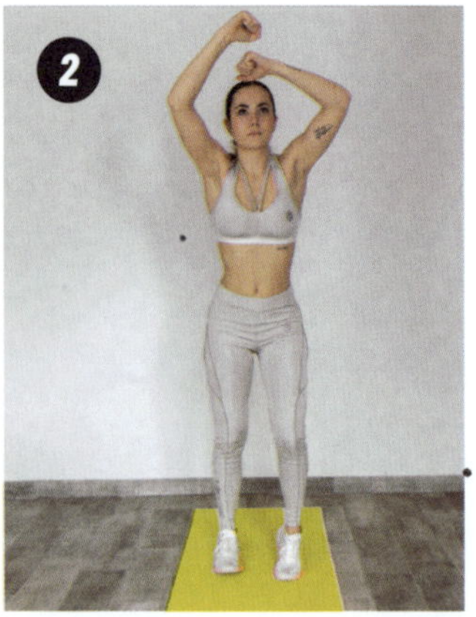

CARDIO TRAINING **15 MIN**	3 TOURS D'UN CIRCUIT **4 MIN 30**	9 EXERCICES DE **30 SEC**
REPOS ENTRE CHAQUE TOUR **30 SEC**	ÉTIREMENTS **2 MIN**	STRETCHING **15 MIN**

Talons-fesses

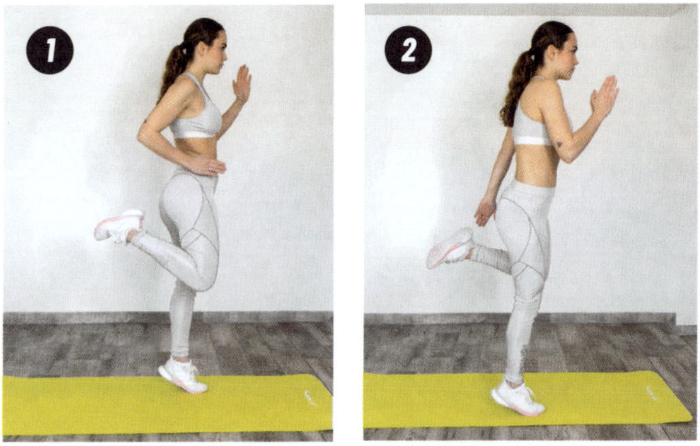

Boxe coups droits

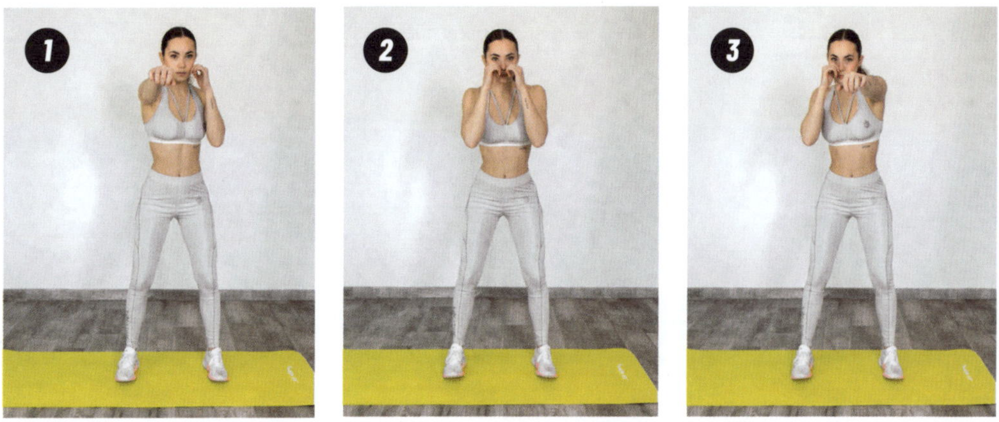

Montées de genoux

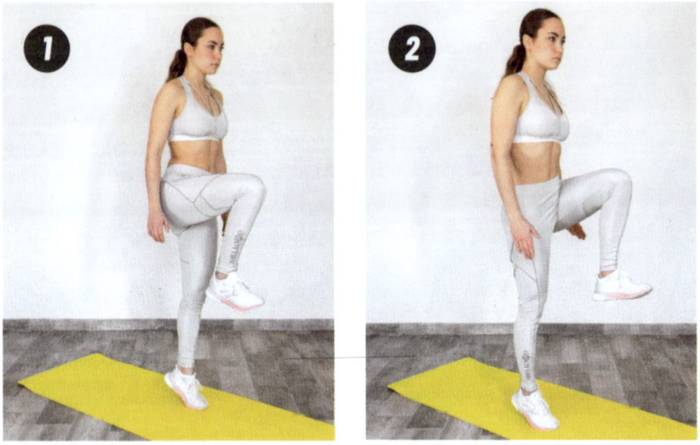

Coups de coude circulaires

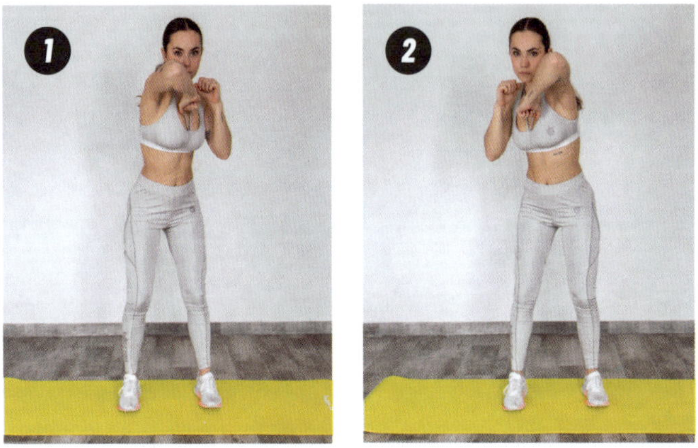

Ciseaux devant et derrière

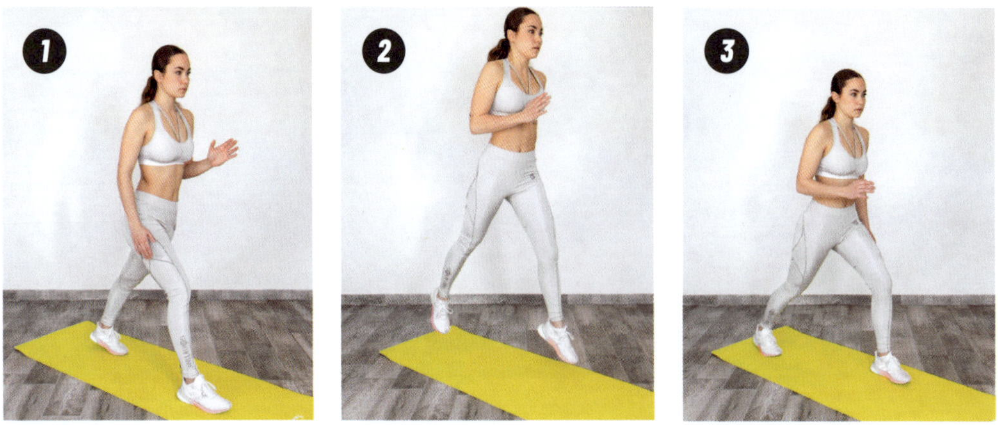

Step out

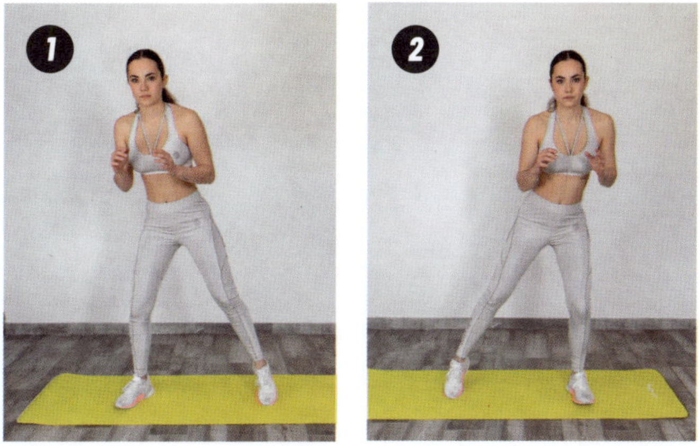

Burpees

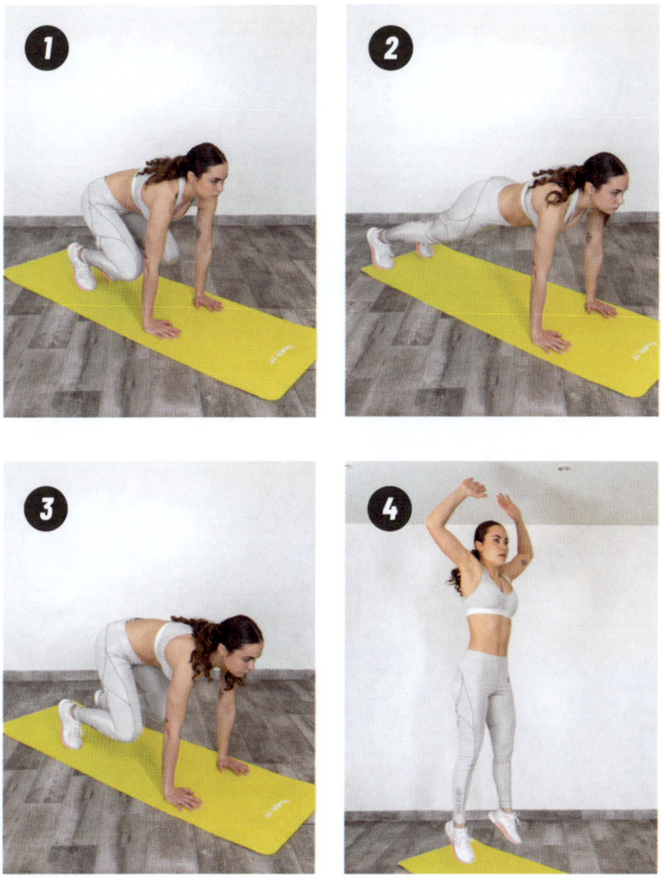

CIRCUIT STRETCHING : ALLONGÉE AU SOL

Se grandir

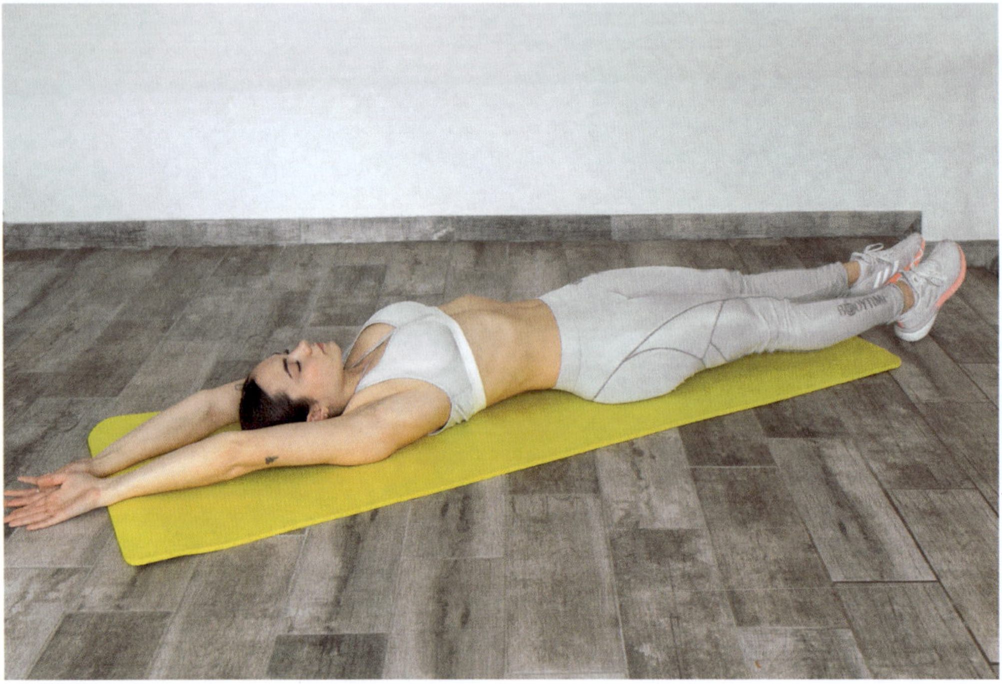

Fessiers droits

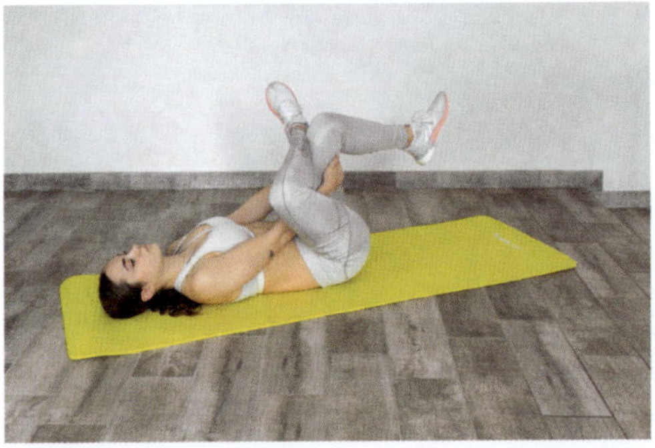

Fessiers gauches

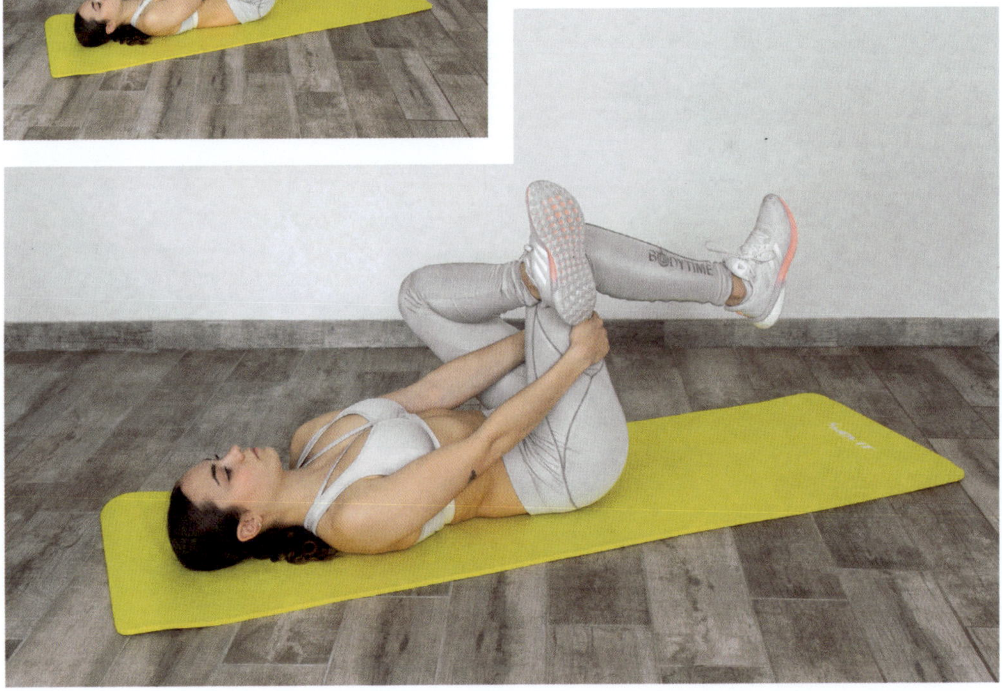

Enrouler le dos

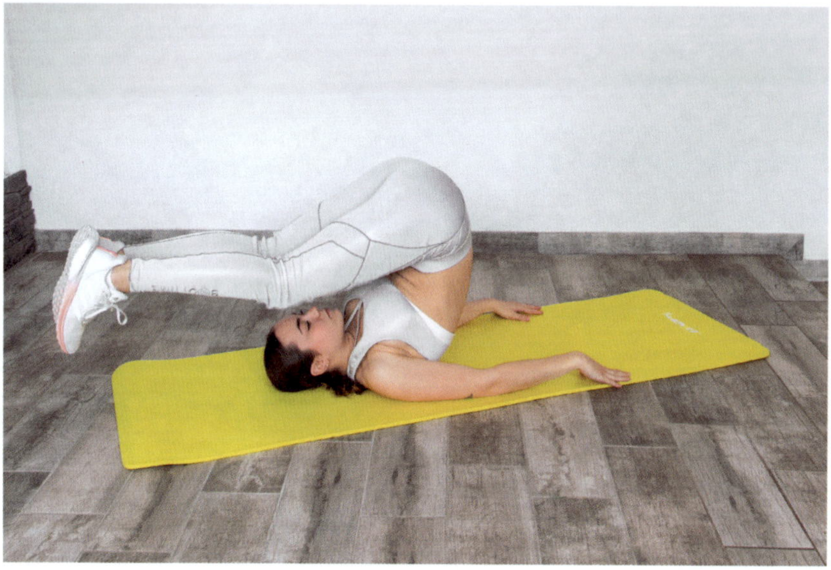

Ouverture hanches

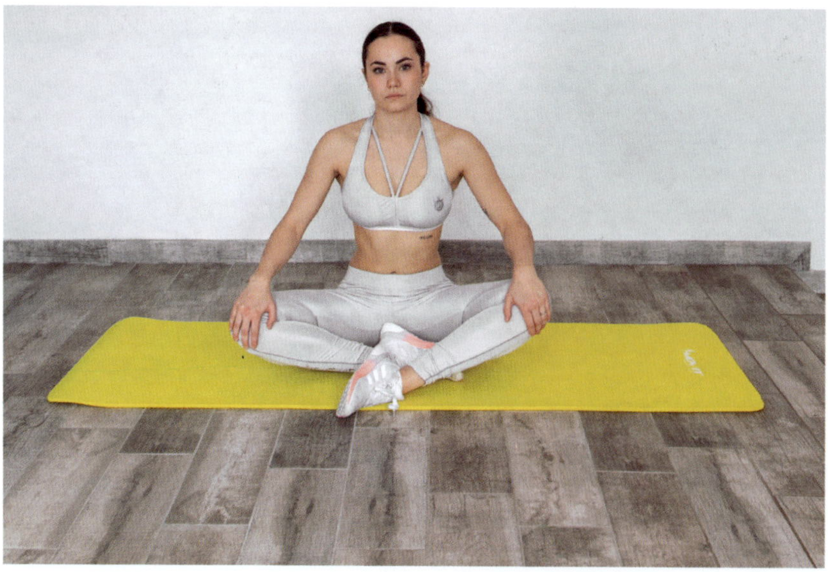

Rotations à gauche

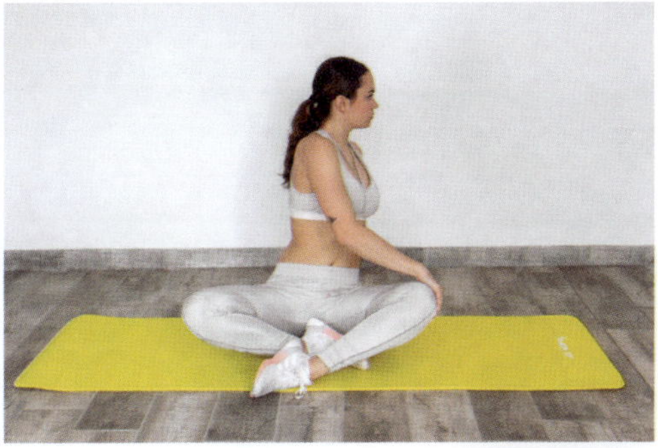

Rotations à droite

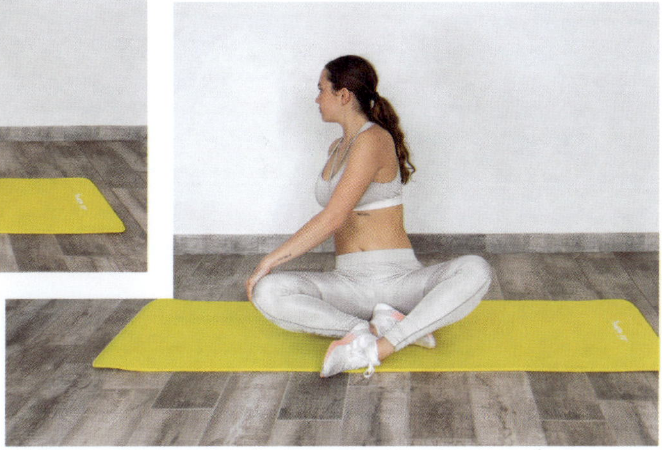

Relâchés devant

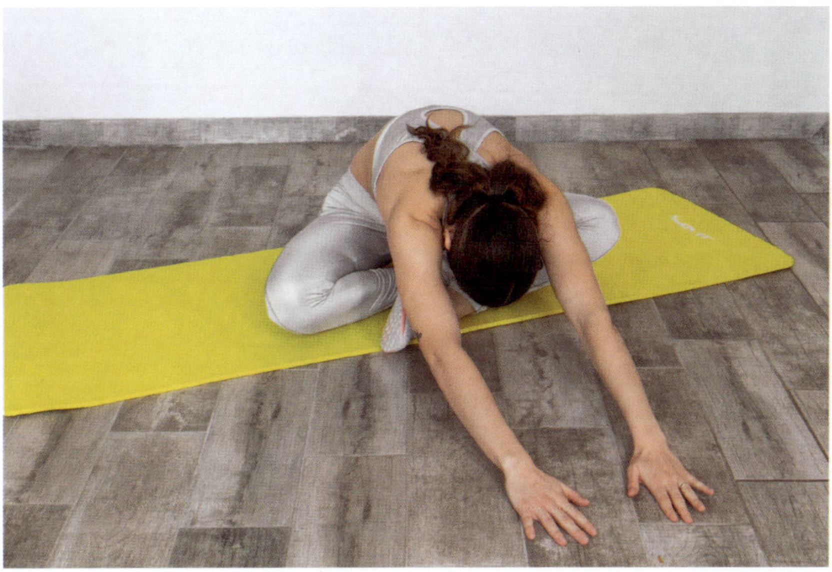

Ischios droits

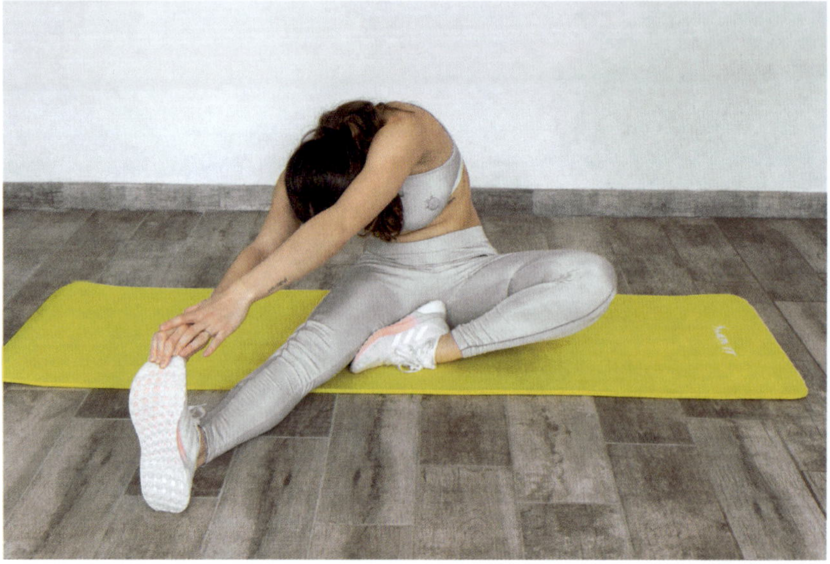

Quadriceps gauches

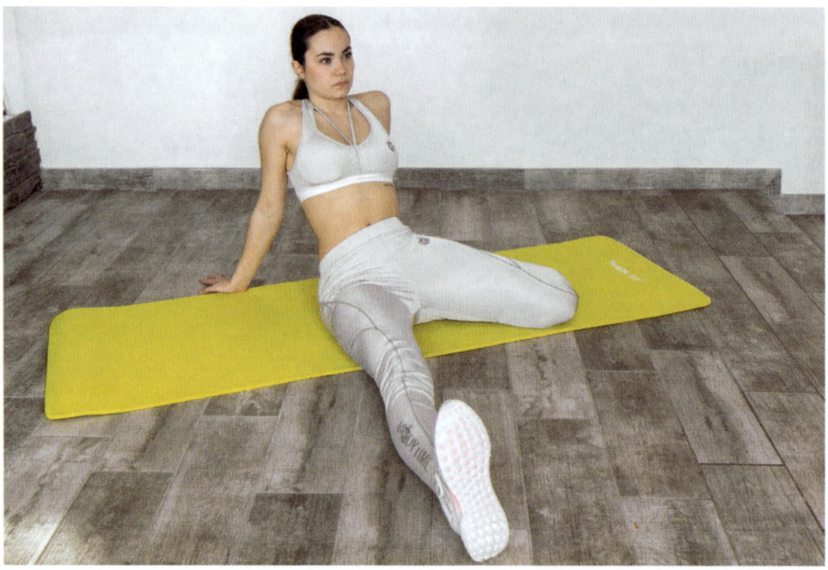

Adducteurs et ischios gauches et droits

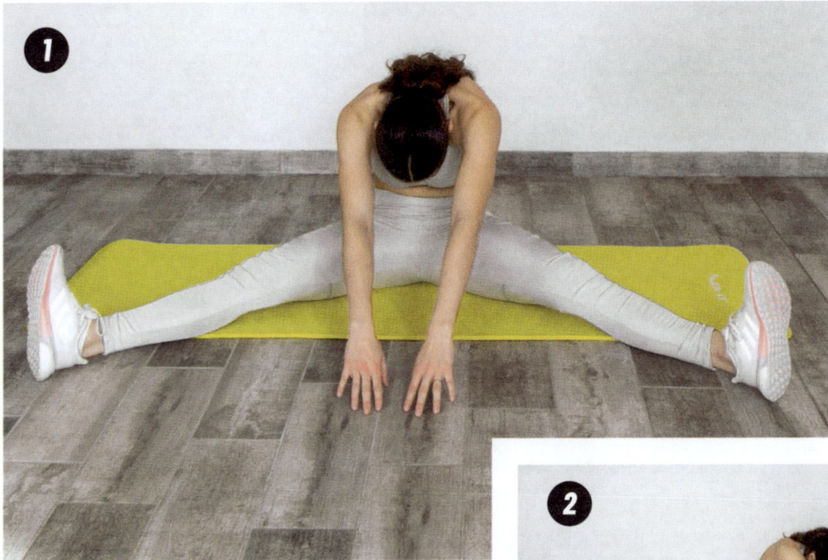

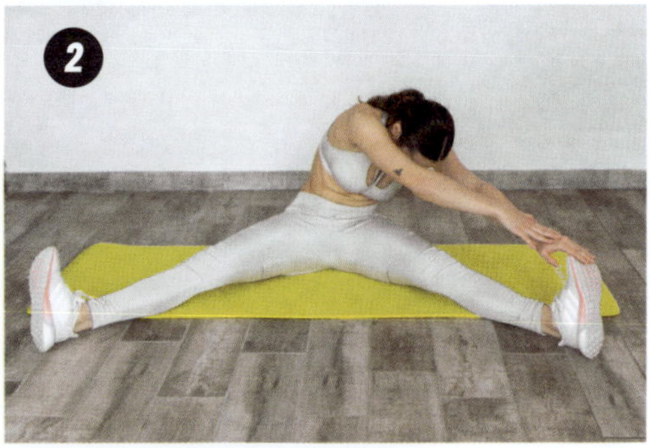

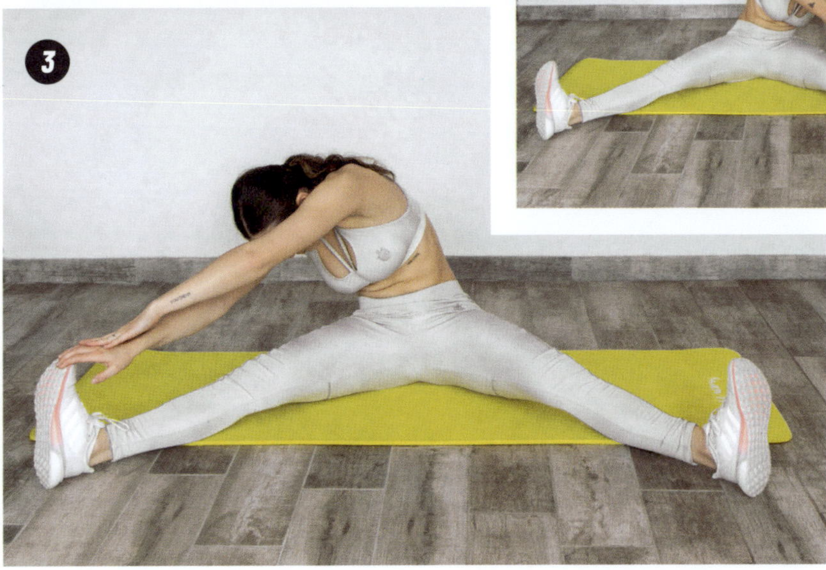

Ischios 2 jambes

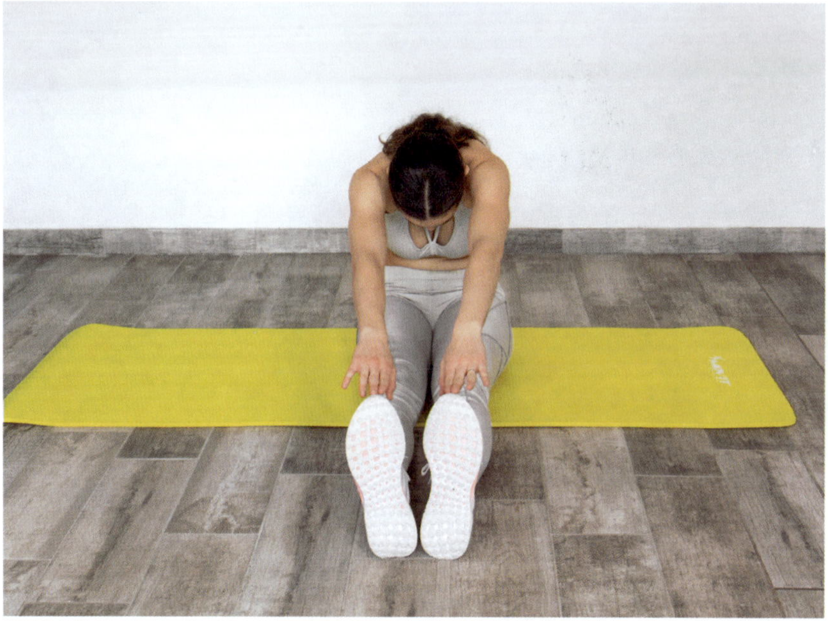

FOCUS
LE SOMMEIL

Il est important de bien récupérer et, si tu ne dors pas assez, tu ne développeras pas tes muscles, c'est aussi simple que cela ! **Le sommeil est en effet capital** car, lors des entraînements, on déchire des fibres musculaires, et l'alimentation tout comme le sommeil ont alors pour rôle de les reconstruire. Bien dormir est également primordial lorsque l'on a pour objectif de perdre du poids, car **le manque de sommeil dérègle le système hormonal et augmente la sensation de faim**. Nous te conseillons donc d'éviter les écrans avant d'aller te coucher et de dormir dans un endroit calme et sombre. Il faut également **prévoir des moments de repos**, que ce soit au cours de la journée (micro sieste ou pause) ou au cours de la semaine.

CIRCUIT STRETCHING : DEBOUT

Épaule droite

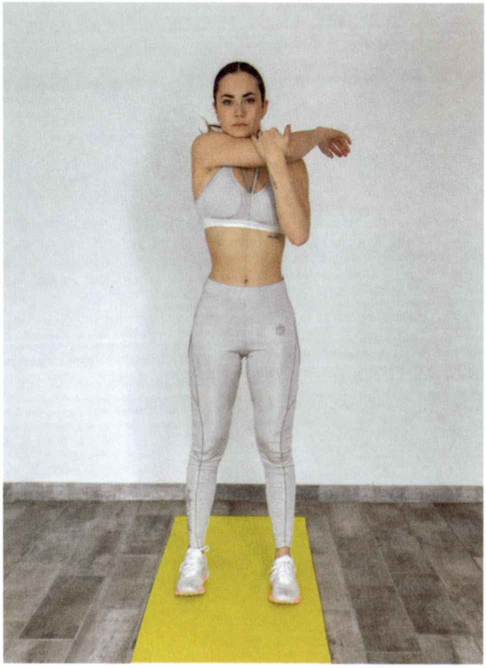

Triceps droit

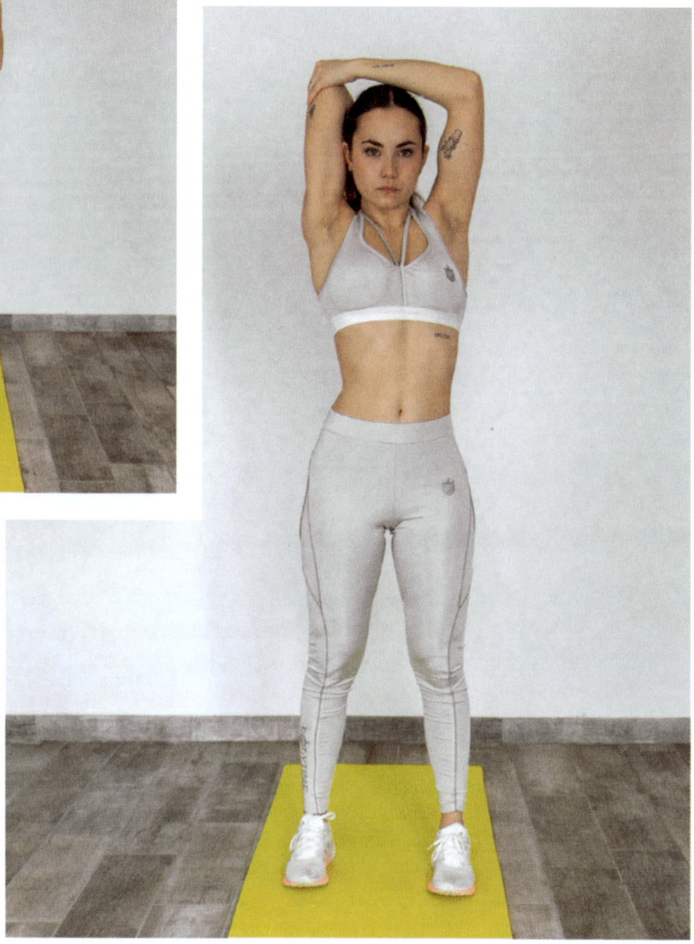

Épaule gauche

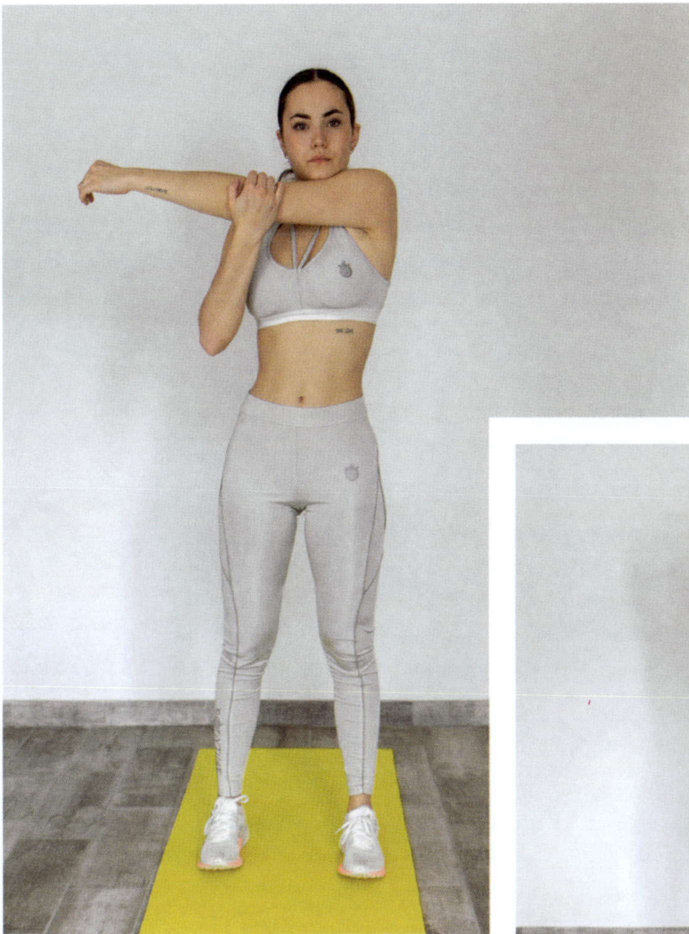

Triceps gauche

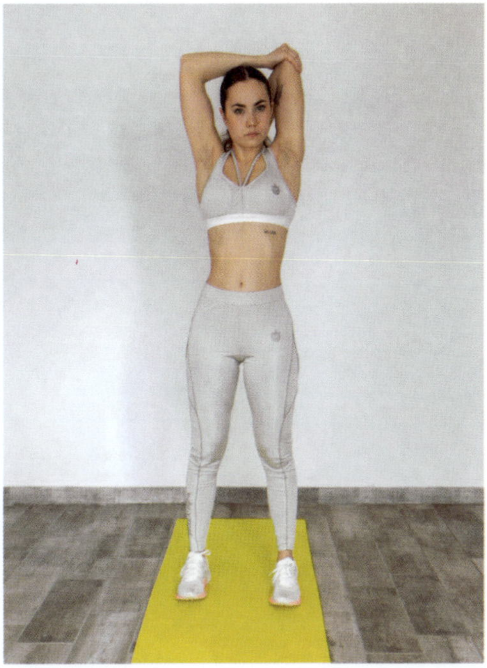

Poitrine

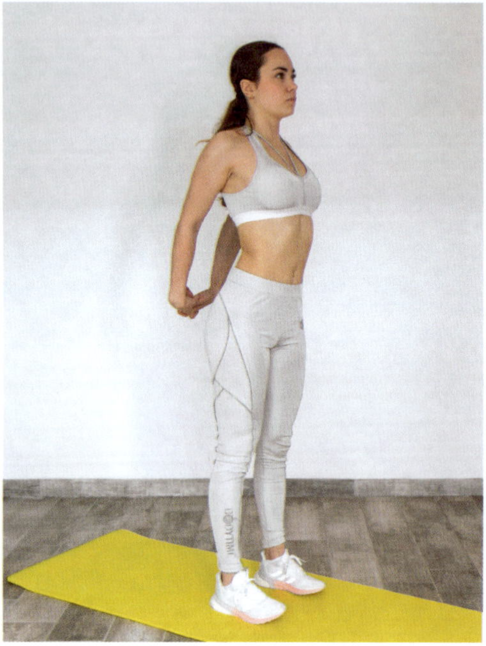

Inspiration

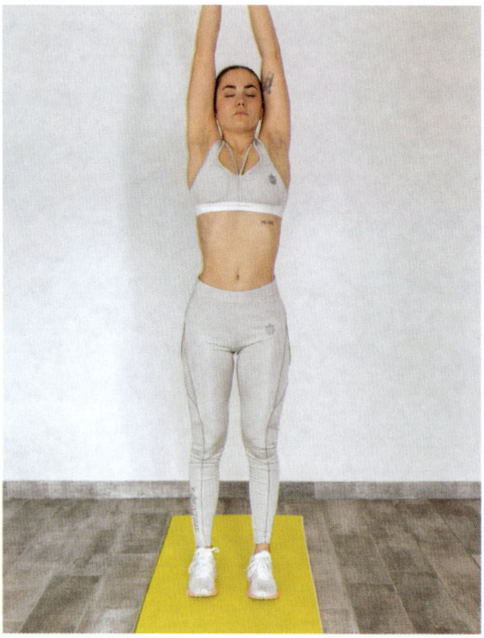

Expiration

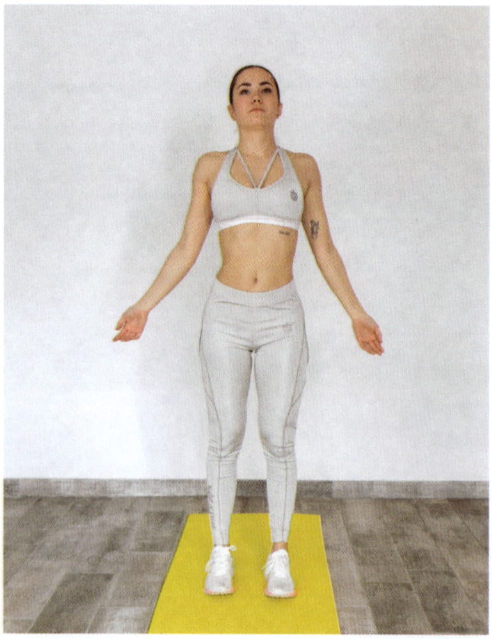

FOCUS
LES COURBATURES

Après un entraînement inhabituel ou plus intense que d'habitude, on ressent, entre 24 h à 48 h après, une sensation particulière au niveau des muscles, pouvant être gênante et douloureuse : c'est que l'on appelle des courbatures. Elles sont surtout présentes après le démarrage d'une activité, et **leur présence signifie que le muscle a fait un effort inhabituel** et que des fibres musculaires ont été cassées. Ces dernières devront donc se reconstruire (plus fortes) pour l'avenir. Le corps étant alors en récupération, il ne faut pas forcer de manière excessive. Au début du programme, il est donc tout à fait normal d'avoir des courbatures et **celles-ci s'estompent après la première semaine**. Pour les faire passer, il n'y a pas de recettes miracles : il faut être patiente et boire beaucoup d'eau.

Nous te proposons 28 recettes pour t'aider à cuisiner ! L'idée n'est pas de passer 4 heures en cuisine mais plutôt de te montrer qu'en peu de temps, on peut cuisiner des petits plats sains et gourmands. N'hésite pas à utiliser des épices et à varier les légumes pour donner du *peps* à tes repas. Fais attention au sucre ! Après l'avoir fortement réduit, tu ressentiras peut-être un manque mais, après 10 jours, il s'estompera et tu redécouvriras certaines saveurs. Il est donc tout à fait possible d'aimer manger, mais de le faire sainement et en adéquation avec ton objectif !

RECETTES
SAINES ET GOURMANDES

NOS CONSEILS POUR BIEN MANGER

PRÉVOIR SES REPAS ET SES COURSES

Lorsque l'on cuisine, ou que l'on va manger à l'extérieur, en ayant très faim, on a toujours tendance à manger davantage et à commander des plats plus gras. C'est pour cela qu'il est intéressant de préparer ses repas à l'avance car on ne sera pas influencé par notre faim sur le moment. Une fois le repas terminé, on se rend d'ailleurs souvent compte que la quantité était suffisante. C'est exactement le même principe lorsque l'on fait ses courses : si on les fait en ayant faim, on a alors envie d'acheter plus, et surtout des produits très sucrés et gras. Le mieux est d'y aller après un repas, de faire une liste et de s'y tenir ! Les choix faits seront plus judicieux et cela coûtera moins cher. **La faim influence nos choix ; il faut donc en avoir conscience pour en faire de meilleurs.**

PRENDRE LE TEMPS EN MANGEANT

Lorsque l'on mange, l'effet de satiété ne se fait pas sentir tout de suite. Il faut en moyenne 20 minutes pour que celui-ci survienne. Manger trop rapidement augmente donc le risque de manger en trop grande quantité et d'avoir ensuite le ventre gonflé. Les légumes sont à volonté mais prends le temps en mangeant ! De plus, plus la quantité de nourriture ingérée est importante, plus la digestion sera difficile et tu risques alors d'être davantage fatiguée. Pense également à bien mâcher afin que ton cerveau comprenne que tu es en train de manger. **Prendre conscience de cela et l'appliquer c'est aussi t'aider à contrôler ton poids.**

MANGER SOLIDE

Certaines personnes ont l'impression de peu manger mais n'arrivent tout de même pas à perdre du poids. Mais la taille et l'effet de satiété d'un aliment ne sont pas liés à son volume. Prenons un exemple : si tu ne manges que des légumes pour un total de 500 calories, tu auras beaucoup mangé et sera repue, en revanche, pour 500 calories d'huile ou de beurre, le volume ingéré sera beaucoup plus faible et tu auras sûrement encore faim après. Il est donc possible de manger en bonne quantité mais pour moins de calories. Mange en priorité des aliments solides, peu caloriques et surtout qui t'apportent les bons apports, et évite les produits transformés, trop sucrés et trop gras. Autre exemple : il vaut mieux manger du pain « normal » que du pain de mie car ce dernier sera plus vite digéré, étant plus mou et moins volumineux. Et tu auras faim plus rapidement... **Finalement, pour un même nombre de calories, ils n'auront pas le même effet sur ta faim.**

PETIT PLAISIR VS GRANDE RÉUSSITE

Un petit plaisir tout de suite ou une grande réussite plus tard ? Question simple à se poser régulièrement car la plupart des gens choisirait la grande réussite plus tard. Ne craque pas sur quelques frites, un dessert, un peu de chocolat... qui t'empêcheront d'atteindre ton but. Les deux ne sont malheureusement pas compatibles. Nous aimons beaucoup cette citation de Mohammed Ali : *« J'ai détesté chaque minute d'entraînement mais je me suis dit : N'abandonne pas. Souffre maintenant et vis le reste de ta vie comme un champion. »* Même pour lui c'était difficile de ne pas craquer et d'avoir une alimentation irréprochable, mais, en t'y tenant toi aussi, tu obtiendras les résultats que tu mérites ! Le changement c'est perturbant pour tout le monde, mais **garde ton objectif en tête, et la récompense en bout de course en sera d'autant plus grande !**

MUFFINS TOASTÉS

10 min | **Facile** | **1 ou 2 pers.**

INGRÉDIENTS

2 MUFFINS AU PAIN COMPLET À TOASTER | 2 TRANCHES DE BLANC DE POULET (OU TRUITE FUMÉE, JAMBON, SAUMON FUMÉ...) | 2 ŒUFS | 2 CARRÉS FRAIS 0 %

1. Ouvrez ou coupez les muffins en 2 et toastez-les.
2. Faites cuire 2 œufs au plat. Salez et poivrez.
3. Sur chaque base des muffins, tartinez un carré frais.
4. Déposez ensuite sur chaque base 1 tranche de blanc de poulet pliée en 4, puis 1 œuf au plat. Placez enfin les « chapeaux » des muffins.

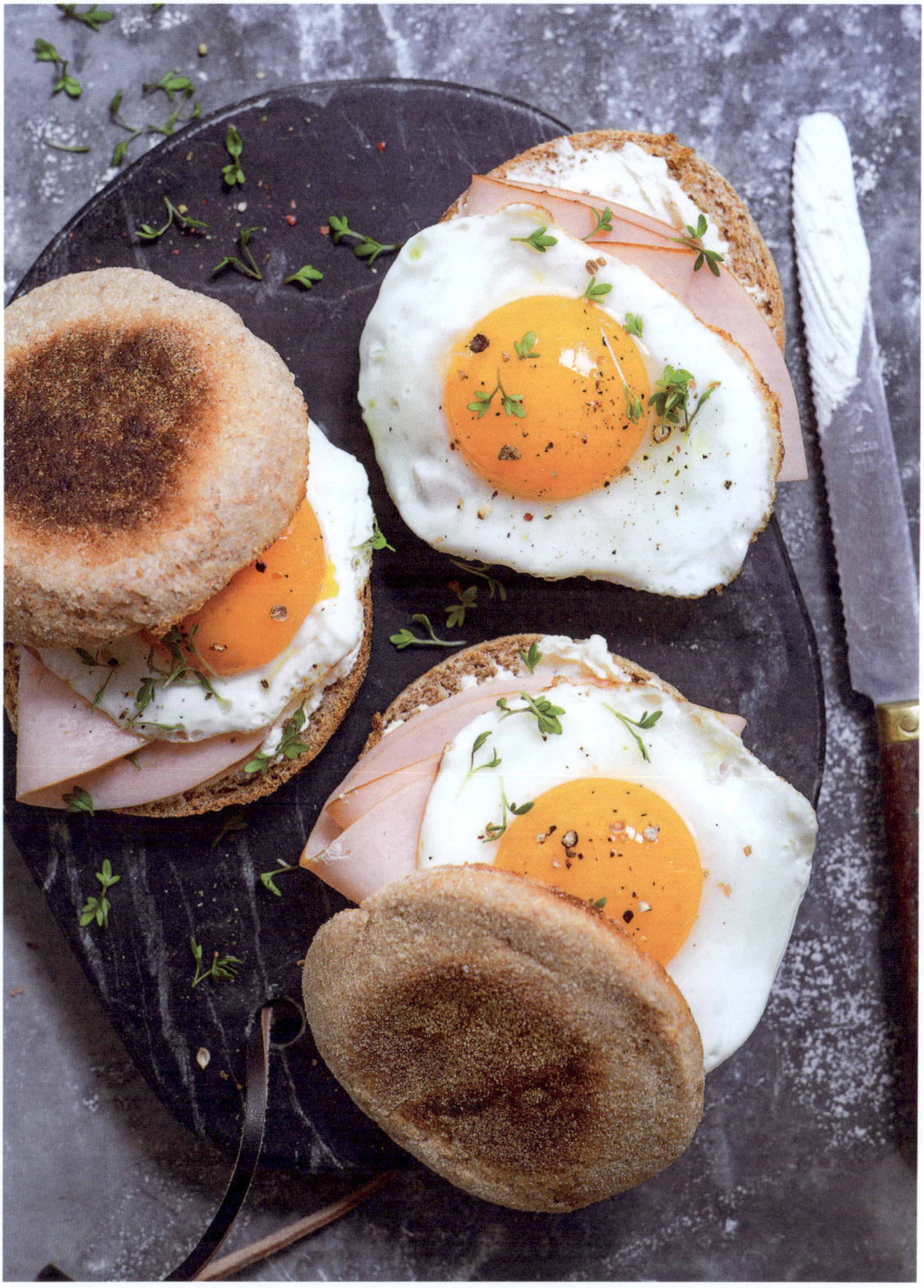

CROQUE-MONSIEUR

5 min | **Facile** | **1 pers.**

INGRÉDIENTS

2 TRANCHES DE PAIN DE MIE COMPLET | 2 CARRÉS FRAIS AILS ET FINES HERBES 0 % | 1 TRANCHE DE BLANC POULET | ½ AVOCAT

1. Tartinez un carré frais sur chaque tranche de pain, puis ajoutez-y le demi-avocat coupé en lamelles et la tranche de blanc de poulet pliée.
2. Faites-les toaster dans un appareil à croque-monsieur ou à la poêle.

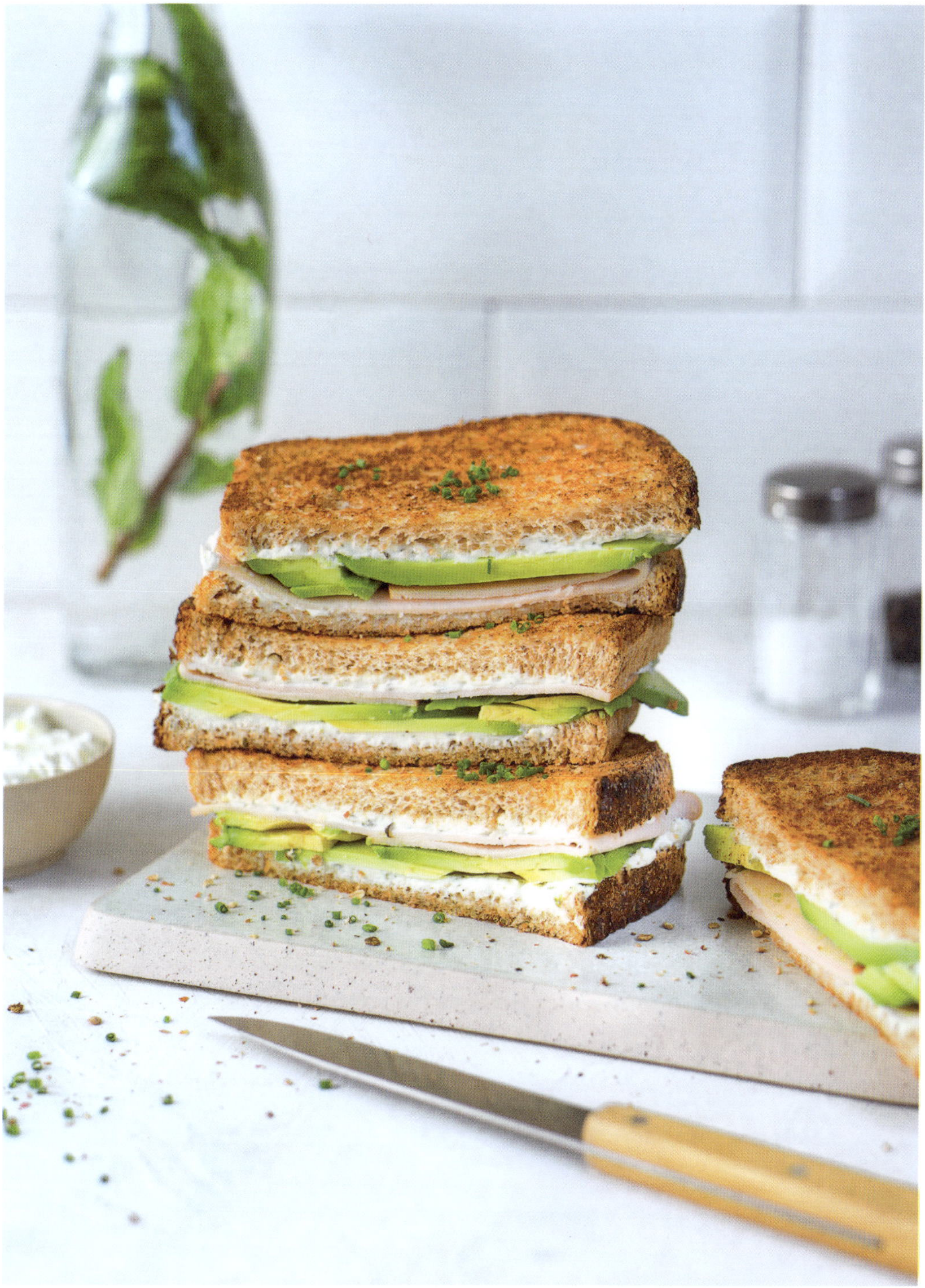

BOWLCAKE SALÉ

15 min | Facile | 1 pers.

INGRÉDIENTS

60 G DE FLOCONS D'AVOINE | 3 BLANCS D'ŒUFS | 120 G DE FROMAGE BLANC 0 % | 75 G D'ALLUMETTES DE POULET | 1 C. À CAFÉ DE LEVURE | 1 CARRÉ FRAIS 0 %

1. Dans un bol, mélangez le fromage blanc et les blancs d'œufs.
2. Ajoutez les flocons d'avoine et la levure.
3. Ajoutez ensuite les allumettes de poulet, salez et poivrez.
4. Placez le carré frais au centre du bol.
5. Faites cuire 4 minutes au four à micro-ondes (750 w).
6. Démoulez aussitôt.

Astuce : *vous pouvez accompagner ce bowlcake d'une salade verte et de quelques crudités.*

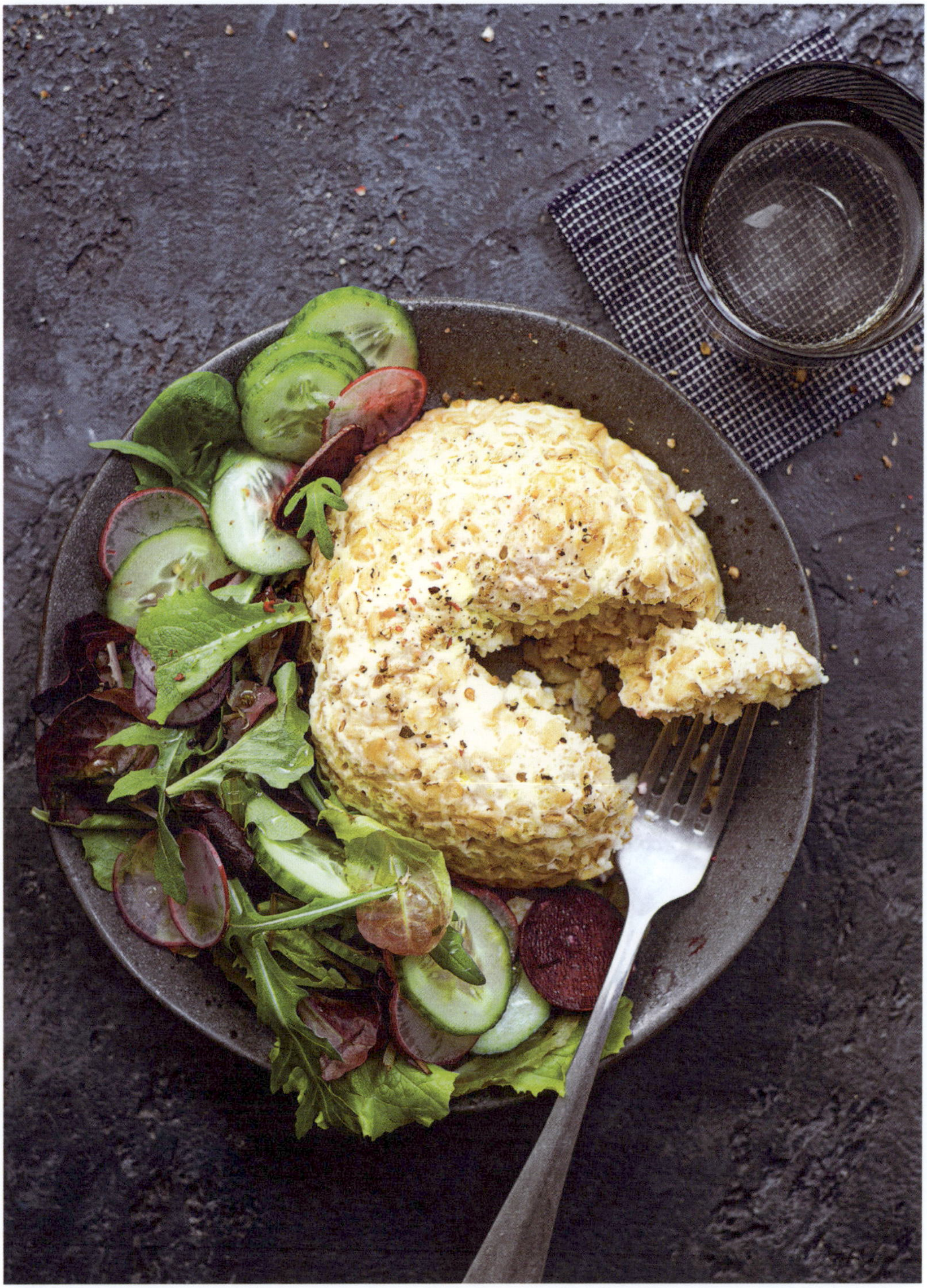

POULET BASQUAISE

35 min | Moyen | 1 pers.

INGRÉDIENTS

1 FILET DE POULET | 1 OIGNON | 2 POIVRONS | 1 TOMATE | COULIS DE TOMATES | HERBES DE PROVENCE | RIZ COMPLET | 1 C. À SOUPE D'HUILE D'OLIVE

1. Faites griller le filet de poulet et réservez.
2. Émincez l'oignon et faites-le suer quelques minutes avec 1 c. à soupe d'huile d'olive.
3. Ajoutez ensuite les poivrons coupés en lamelles.
4. Quand les poivrons sont cuits, ajoutez la tomate coupée en dés et le coulis de tomates.
5. Ajoutez les herbes de Provence ainsi qu'un peu d'eau.
6. Couvrez et laissez mijoter à feu doux pendant 15 minutes.
7. Faites cuire le riz complet et placez-le dans une assiette creuse.
8. Déposez le filet de poulet par-dessus et arrosez de sauce.

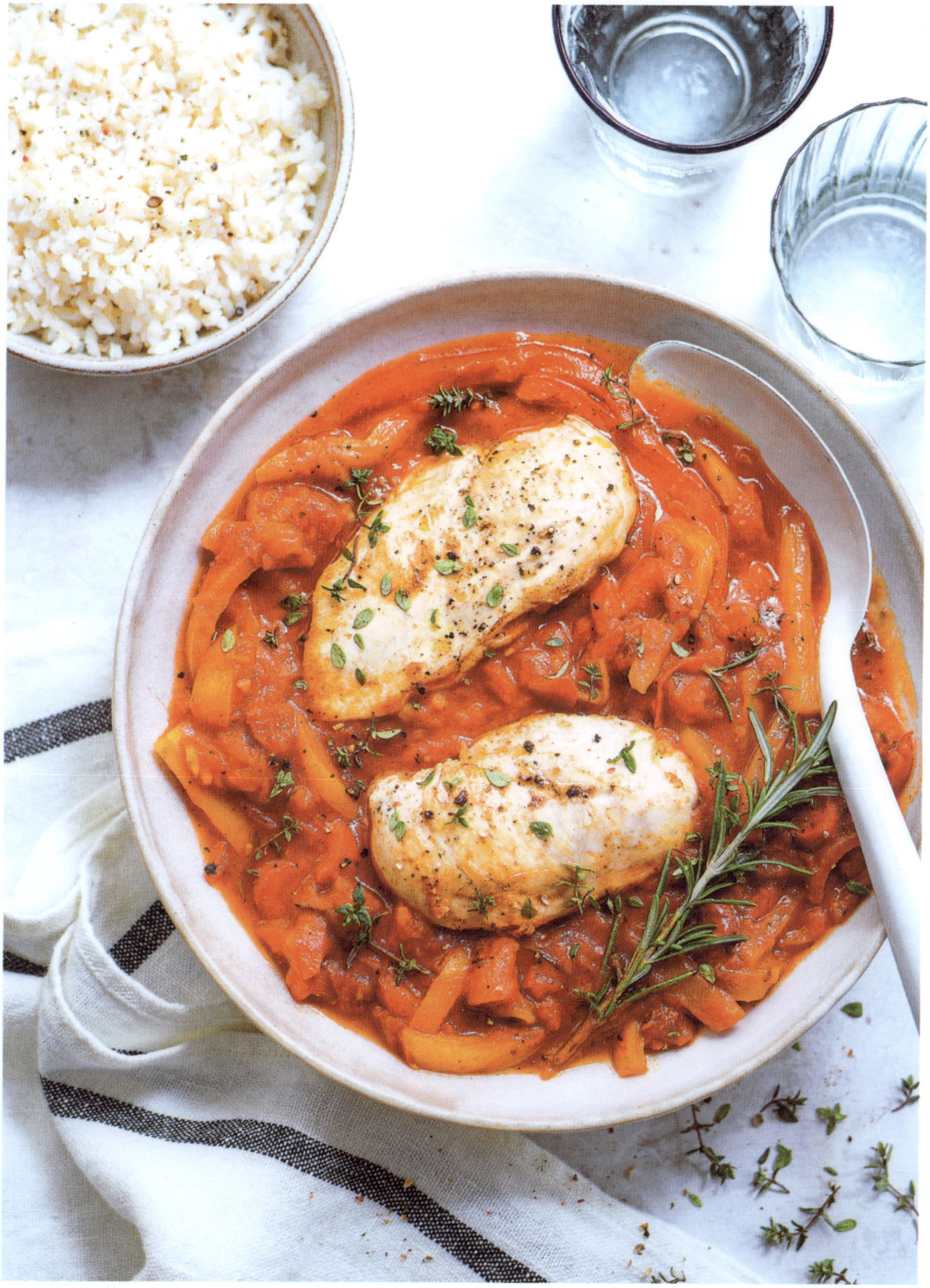

WRAP AU POULET

15 min | Facile | 1 pers.

INGRÉDIENTS

1 FILET DE POULET | AVOCAT, TOMATES, OIGNONS ROUGES, CONCOMBRE, SALADE, CHAMPIGNONS, RADIS... | 1 GALETTE DE BLÉ COMPLET

Pour la sauce

FROMAGE BLANC 0 % | MOUTARDE | LE JUS D'½ CITRON | QUELQUES BRINS DE CIBOULETTE

1. Faites griller le filet de poulet, réservez.
2. Pour la sauce : mélangez le fromage blanc avec le jus d'un demi-citron et de la moutarde (plus ou moins forte selon vos goûts). Salez, poivrez et ajoutez quelques brins de ciboulette préalablement hachés.
3. Disposez le filet de poulet et les légumes de votre choix dans la galette.
4. Ajoutez la sauce au fromage blanc par-dessus. Roulez votre wrap en repliant les extrémités et coupez-le en 2.

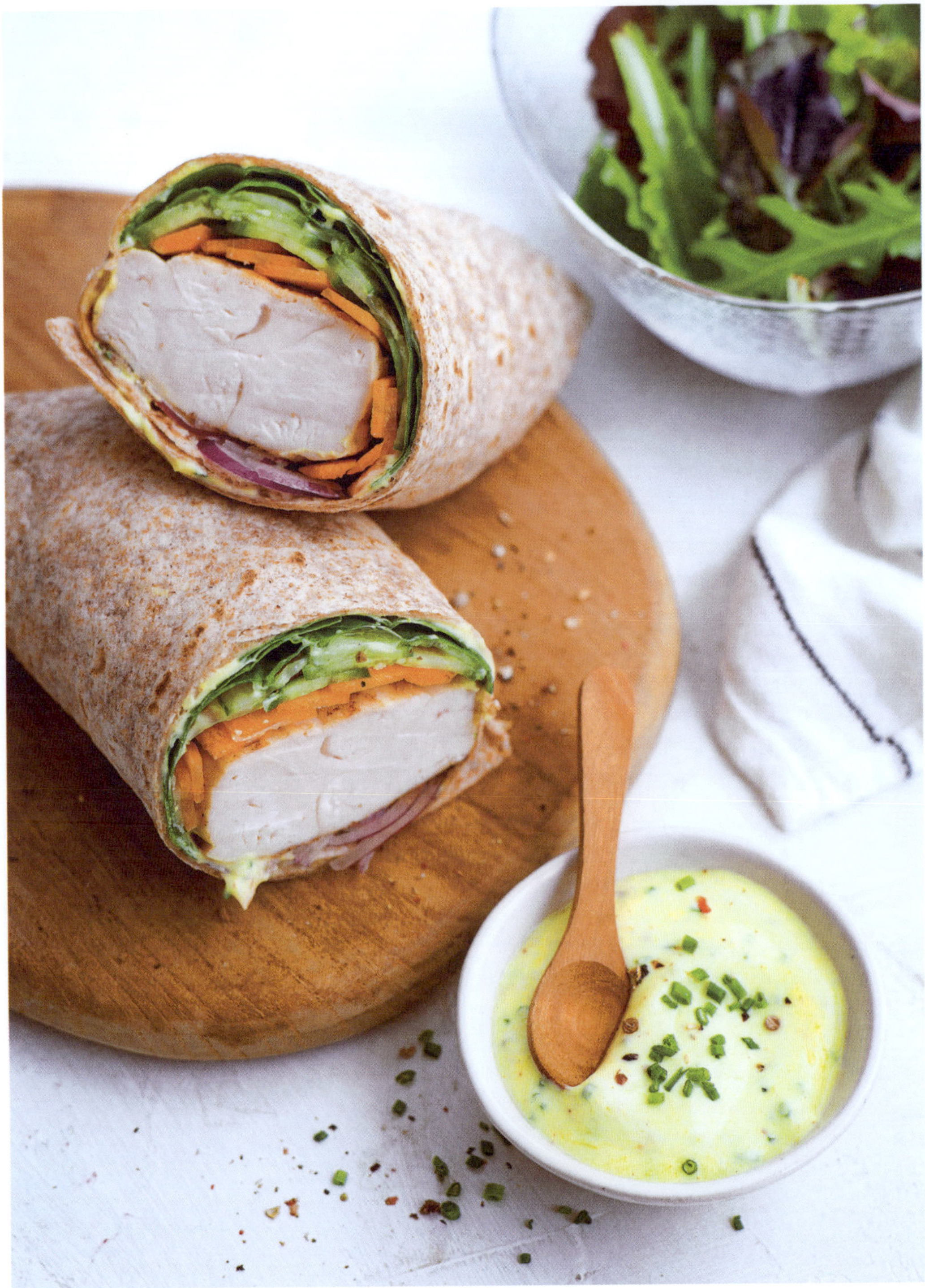

POULET À L'INDIENNE

40 min | Facile | 1 pers.

INGRÉDIENTS

1 FILET DE POULET | FROMAGE BLANC 0 % | 1 OIGNON ROUGE | 2 POIVRONS | PAPRIKA | CURRY | 1 C. À SOUPE D'HUILE D'OLIVE

1. Placez tous les ingrédients dans un saladier et malaxez.
2. Réservez au réfrigérateur pendant 3 h.
3. Transvasez le mélange du saladier dans un plat allant au four.
4. Arrosez d'1 c. à soupe d'huile d'olive.
5. Préchauffez votre four à 180 °C puis enfournez le plat pendant 20 à 30 minutes.

Astuce : *accompagnez de quinoa ou de riz complet.*

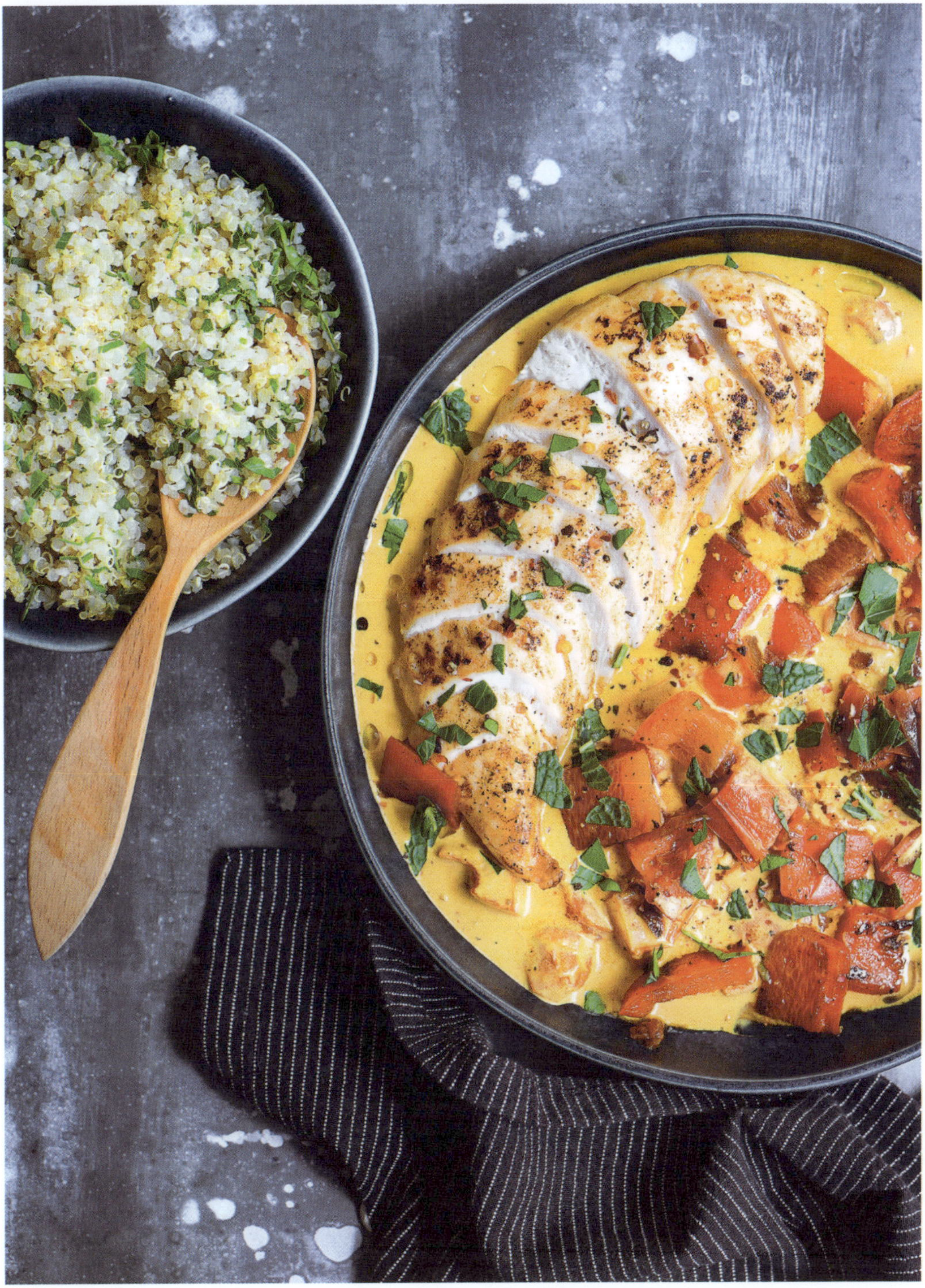

CRUMBLE DE COURGETTES ET POULET

30 min **Facile** **1 pers.**

INGRÉDIENTS

1 PETITE COURGETTE | ½ OIGNON | 1 FILET DE POULET |
2 CARRÉS FRAIS AIL ET FINES HERBES 0 % | 40 G DE FLOCONS D'AVOINE |
1 C. À SOUPE DE FARINE DE RIZ | 1 C. À SOUPE D'HUILE OLIVE

1. Préchauffez votre four à 180 °C.
2. Épluchez la courgette et râpez-la.
3. Coupez le filet de poulet en petits morceaux et émincez le demi-oignon.
4. Faites revenir le tout dans une poêle avec de l'huile d'olive pendant 5 minutes.
5. Ajoutez les carrés frais, salez et poivrez.
6. Dans un saladier, mélangez les flocons d'avoine, la farine de riz, l'huile et 5 c. à soupe d'eau.
7. Dans le fond d'un plat à gratin, disposez le mélange courgette-poulet-oignon puis ajoutez sur le dessus le crumble (le mélange flocons d'avoine et farine de riz).
8. Enfournez le plat pendant 15 minutes.

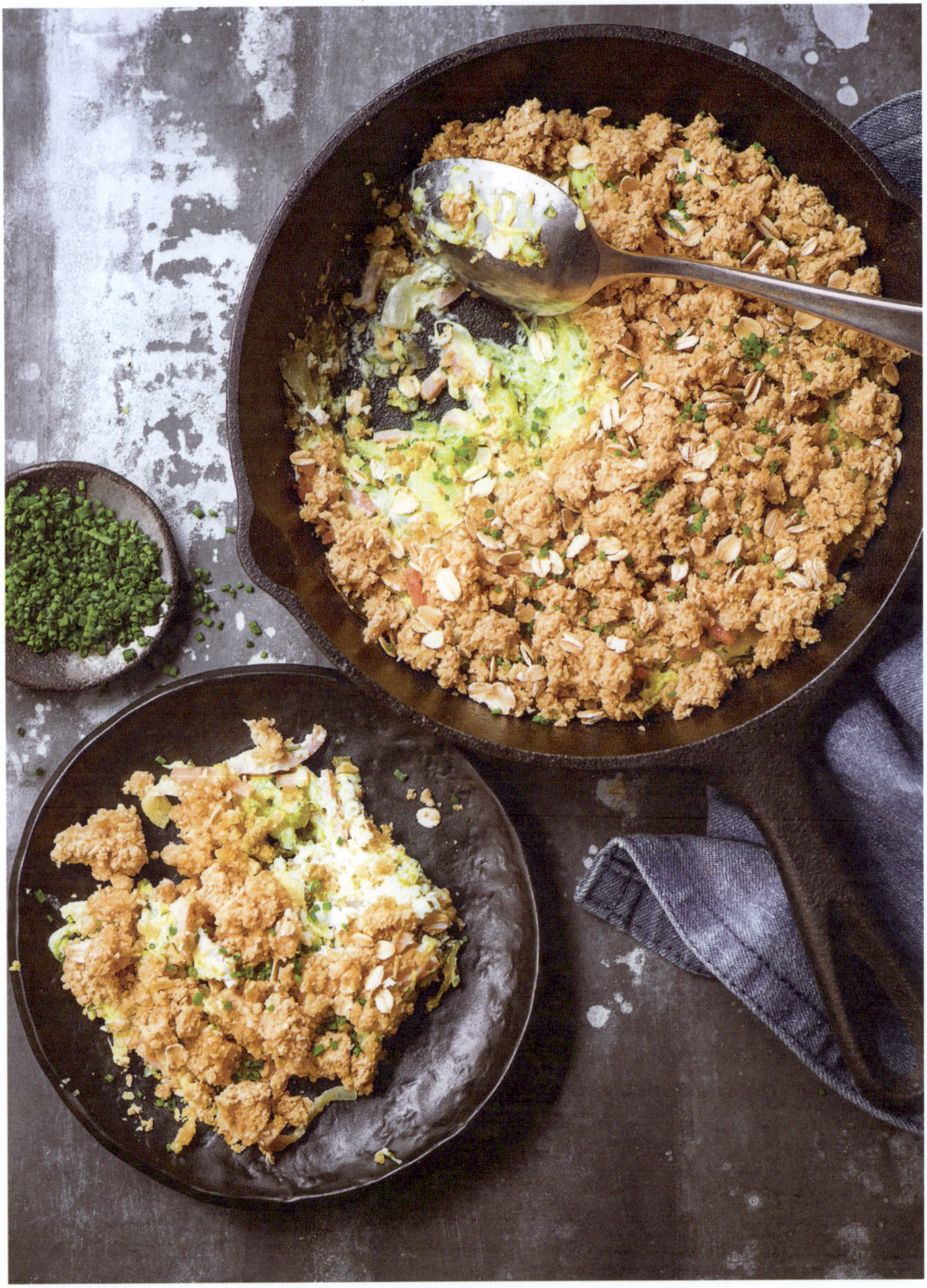

POIVRONS FARCIS AU FROMAGE BLANC

1 h | Difficile | 1 ou 2 pers.

INGRÉDIENTS

2 POIVRONS | ½ COURGETTE | 1 ÉCHALOTE | 1 GOUSSE D'AIL | ALLUMETTES DE POULET | 2 CARRÉS FRAIS AIL ET FINES HERBES 0 % | 200 G DE FROMAGE BLANC | 1 ŒUF | 1 BLANC D'ŒUF | PERSIL | HUILE D'OLIVE

1. Coupez le haut des poivrons (côté queue), lavez-les, égrainez-les et conservez les chapeaux.
2. Émincez l'échalote et l'ail. Épluchez et râpez la demi-courgette.
3. Faites chauffer un filet d'huile d'olive dans une poêle et laissez fondre l'échalote et l'ail. Ajoutez la courgette et laissez cuire 10 minutes à feu doux.
4. Dans un saladier, mélangez le fromage blanc, les carrés frais, les œufs battus, le mélange courgette-échalote-ail, le persil ciselé et les allumettes de poulet. Salez et poivrez.
5. Garnissez les poivrons de cette farce. Déposez-les dans un plat allant au four en veillant à ce qu'ils restent bien à la verticale. Recouvrez-les d'une feuille de papier aluminium.
6. Préchauffez votre four à 180 °C puis enfournez pendant 40 minutes.
7. Mettez ensuite votre four sur la position grill, enlever la feuille de papier aluminium et les chapeaux des poivrons et laissez cuire 5 minutes de plus.

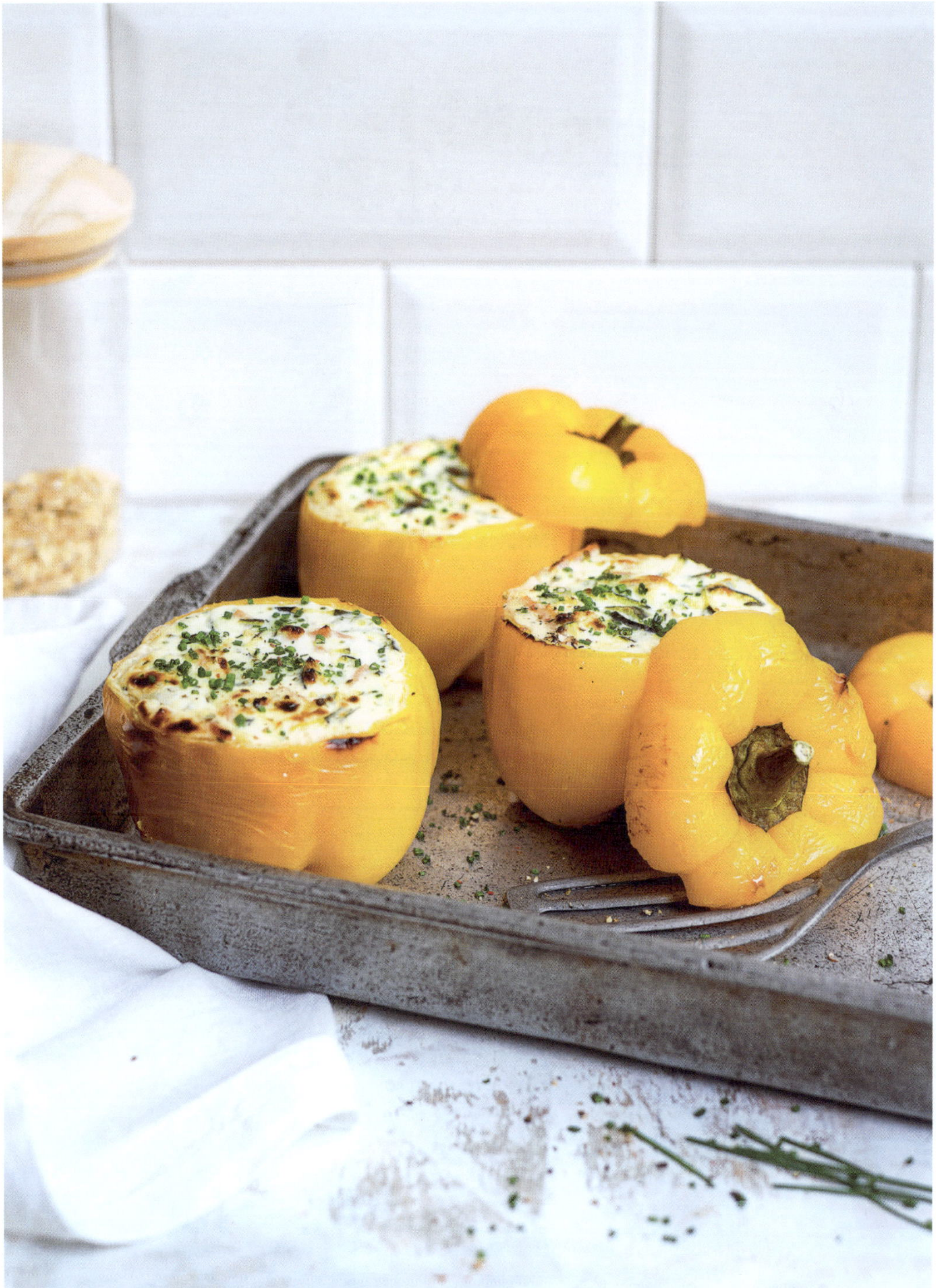

HACHIS PARMENTIER REVISITÉ

35 min | **Facile** | **1 ou 2 pers.**

INGRÉDIENTS

ÉPINARDS CUITS | 2 TOMATES | MÉLANGE DE CÉRÉALES (BOULGOUR, QUINOA, ÉPEAUTRE...) | VIANDE HACHÉE 5 % DE MATIÈRE GRASSE | HUILE D'OLIVE

1. Placez un filet d'huile d'olive au fond d'un plat à gratin.
2. Déposez-y la viande hachée et les tomates coupées en dés, salez et poivrez.
3. Déposez les épinards cuits par-dessus, salez et poivrez à nouveau.
4. Terminez par une couche de céréales.
5. Préchauffez votre four à 180 °C puis enfournez le plat pendant 15 à 20 minutes.

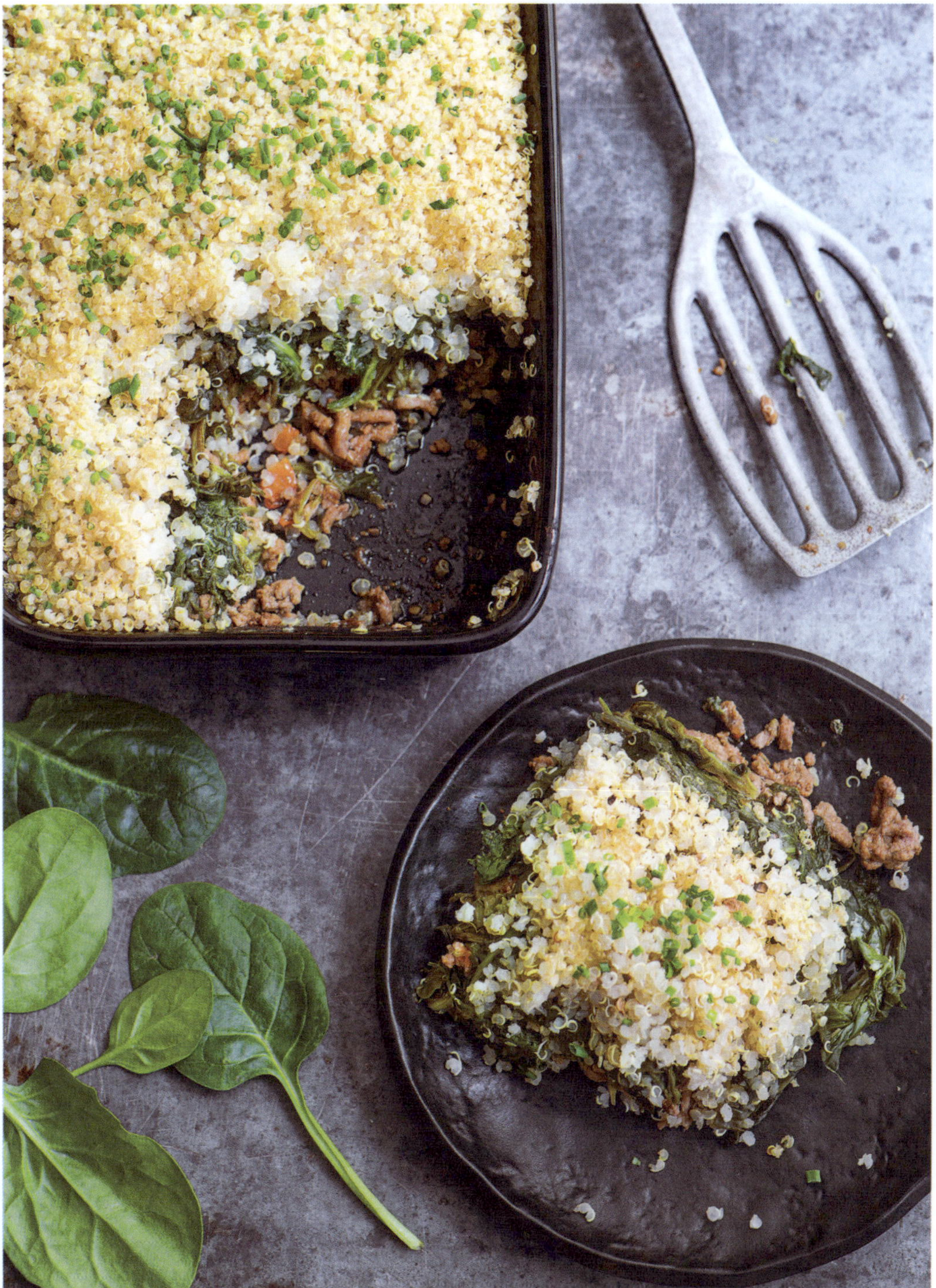

PATATE DOUCE FARCIE

1 h 30 | **Difficile** | **1 ou 2 pers.**

INGRÉDIENTS

1 PATATE DOUCE | ½ OIGNON | ½ POIVRON | VIANDE HACHÉE | CRÈME FRAÎCHE 4 % DE MATIÈRE GRASSE | PAPRIKA | HUILE D'OLIVE

1. Lavez la patate douce puis essuyez-la.
2. Disposez une feuille de papier sulfurisé dans un plat à gratin. Déposez-y la patate douce et piquez-la plusieurs fois avec une fourchette.
3. Préchauffez votre four à 180 °C puis enfournez le plat pendant 1 heure.
4. Pendant ce temps, lavez et coupez le demi-poivron en petits dés.
5. Épluchez et émincez le demi-oignon. Faites-le revenir avec les dés de poivron dans un peu d'huile d'olive. Ajouter ensuite la viande hachée et les épices. Salez et poivrez.
6. Lorsque la viande est cuite, ajoutez la crème fraîche et faites réduire le tout.
7. Sortez la patate douce du four, ouvrez-la en 2 (mais pas complètement) et disposez la garniture au milieu.

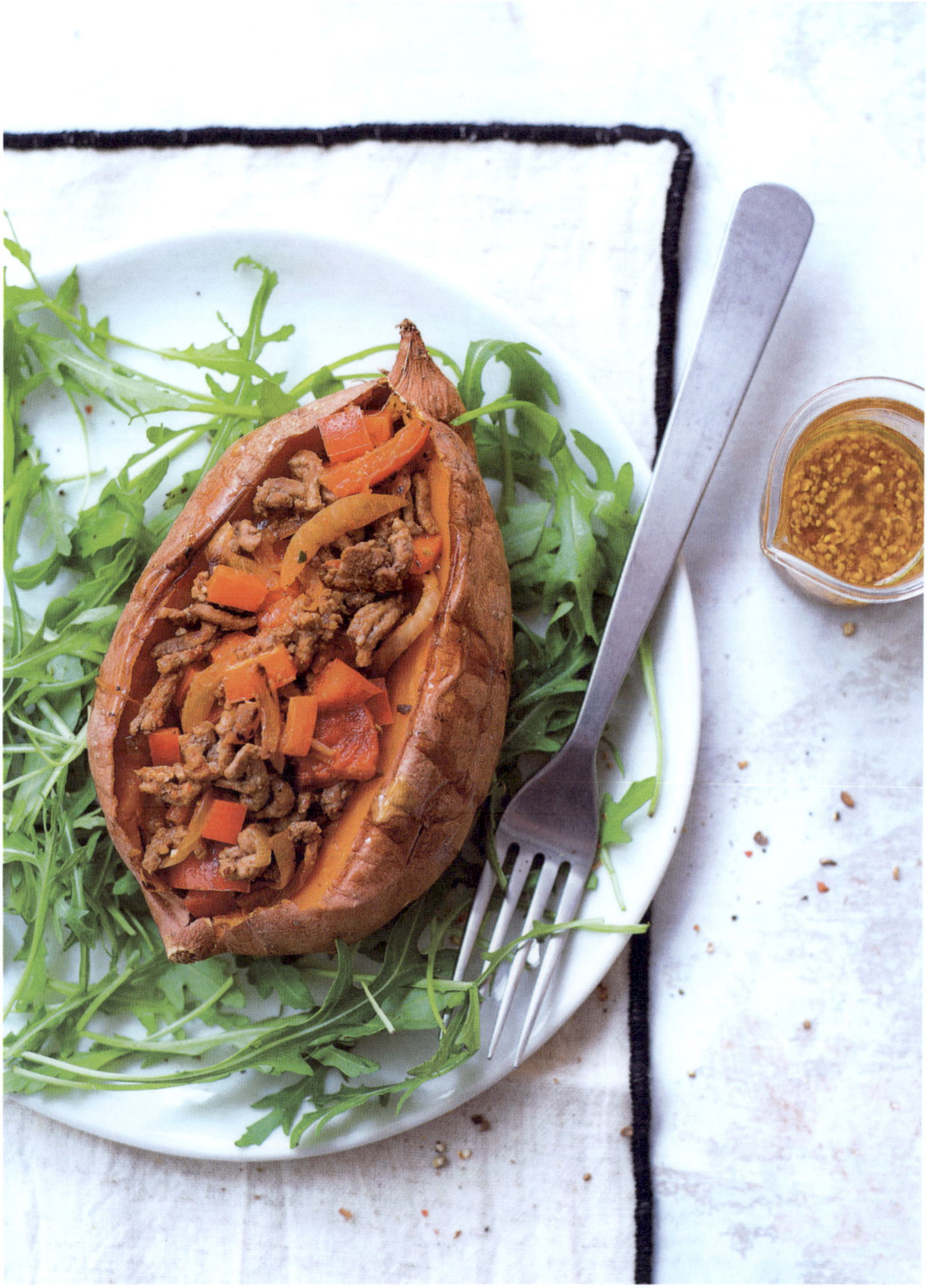

BURGER D'AUBERGINE

40 min | **Moyen** | **1 pers.**

INGRÉDIENTS

1 STEAK HACHÉ 5 % DE MATIÈRE GRASSE | 1 AUBERGINE | ½ TOMATE | ½ OIGNON ROUGE | MOZZARELLA | 1 CARRÉ FRAIS 0 % | BASILIC | HUILE D'OLIVE

1. Préchauffez votre four à 180 °C.
2. Coupez l'aubergine en rondelles (assez épaisses).
3. Sur une feuille de papier sulfurisé légèrement huilée, disposez les rondelles d'aubergine.
4. Salez puis recouvrez d'une feuille de papier aluminium. Enfournez pendant 20 minutes.
5. Sortez les rondelles d'aubergines du four, enlevez la feuille de papier aluminium et refaites cuire à nouveau 10 minutes.
6. Faites cuire le steak haché. Salez et poivrez.
7. « Montez » les burgers : étalez un carré frais sur une rondelle d'aubergine cuite, posez le steak haché, une rondelle de tomate, quelques rondelles d'oignon rouge, une tranche de mozzarella, une feuille de basilic et terminez par une rondelle d'aubergine.

***Astuce :** servez avec des haricots verts.*

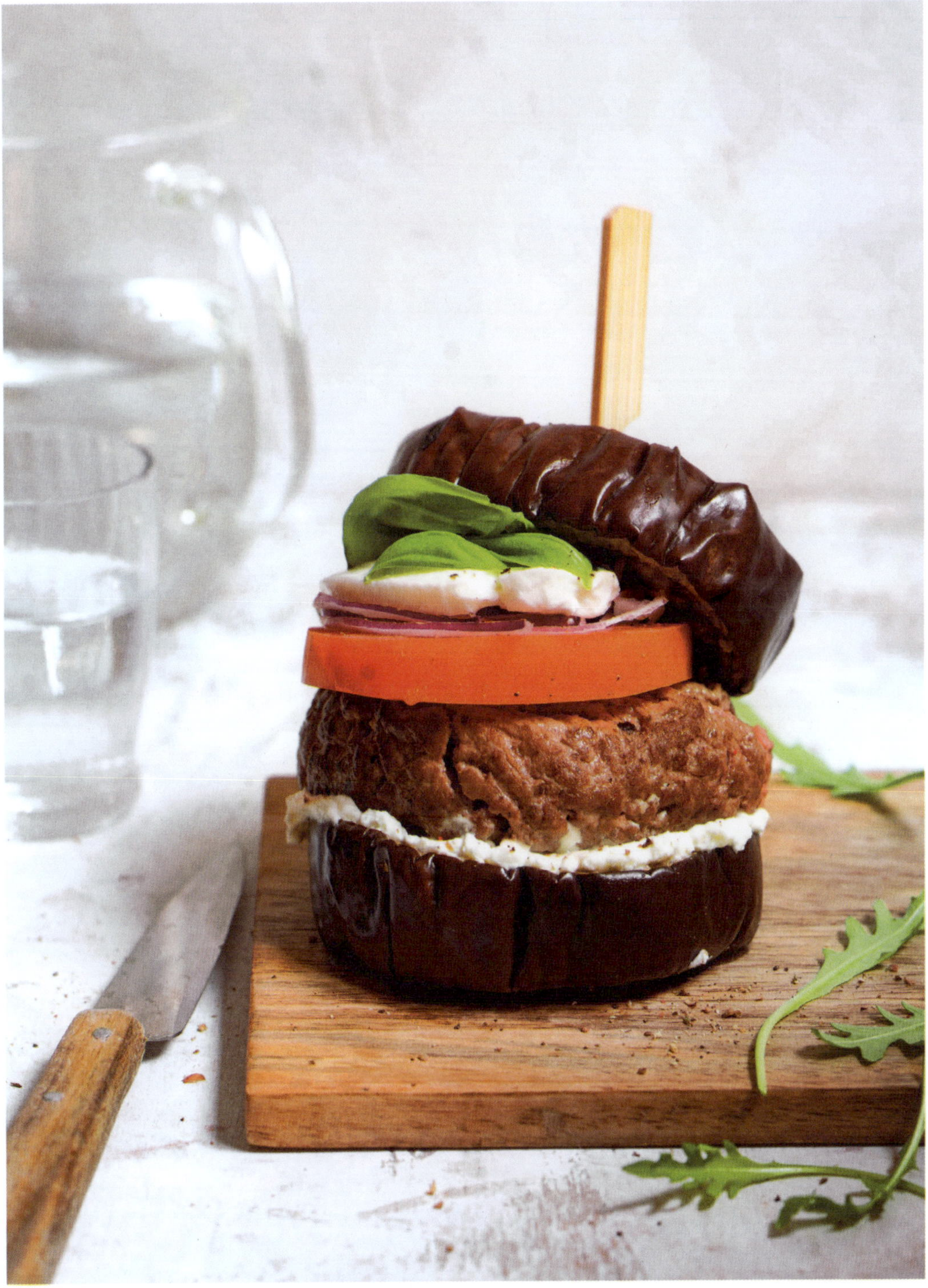

MOUSSAKA

40 min | Facile | 1 ou 2 pers.

INGRÉDIENTS

1 AUBERGINE | 1 TOMATE | ½ OIGNON | 1 GOUSSE D'AIL | 1 PETITE BRIQUE DE COULIS DE TOMATE | VIANDE HACHÉE | 1 ŒUF | JUS D'½ CITRON | HUILE D'OLIVE

1. Coupez l'aubergine en lamelles dans le sens de la longueur.
2. Disposez les lamelles d'aubergine sur la plaque du four recouverte d'une feuille de papier sulfurisé et badigeonnez-les d'huile d'olive à l'aide d'un pinceau. Salez légèrement.
3. Enfournez sous le grill de votre four pendant 5 à 10 minutes en les surveillant et en les retournant régulièrement.
4. Dans une poêle, faites chauffer 1 c. à soupe d'huile d'olive. Faites revenir le demi-oignon et l'ail jusqu'à ce qu'ils soient fondants.
5. Ajoutez la tomate coupée en dés ainsi que le coulis de tomate. Ajoutez la viande hachée. Salez et poivrez.
6. Dans un plat à gratin, disposez une première couche de lamelles d'aubergine puis, par-dessus, une couche du mélange tomate-viande hachée. Recommencez l'opération et terminez par une couche de lamelles d'aubergine.
7. Dans un bol, battez l'œuf avec le jus d'½ citron.
8. Versez ce mélange sur le gratin.

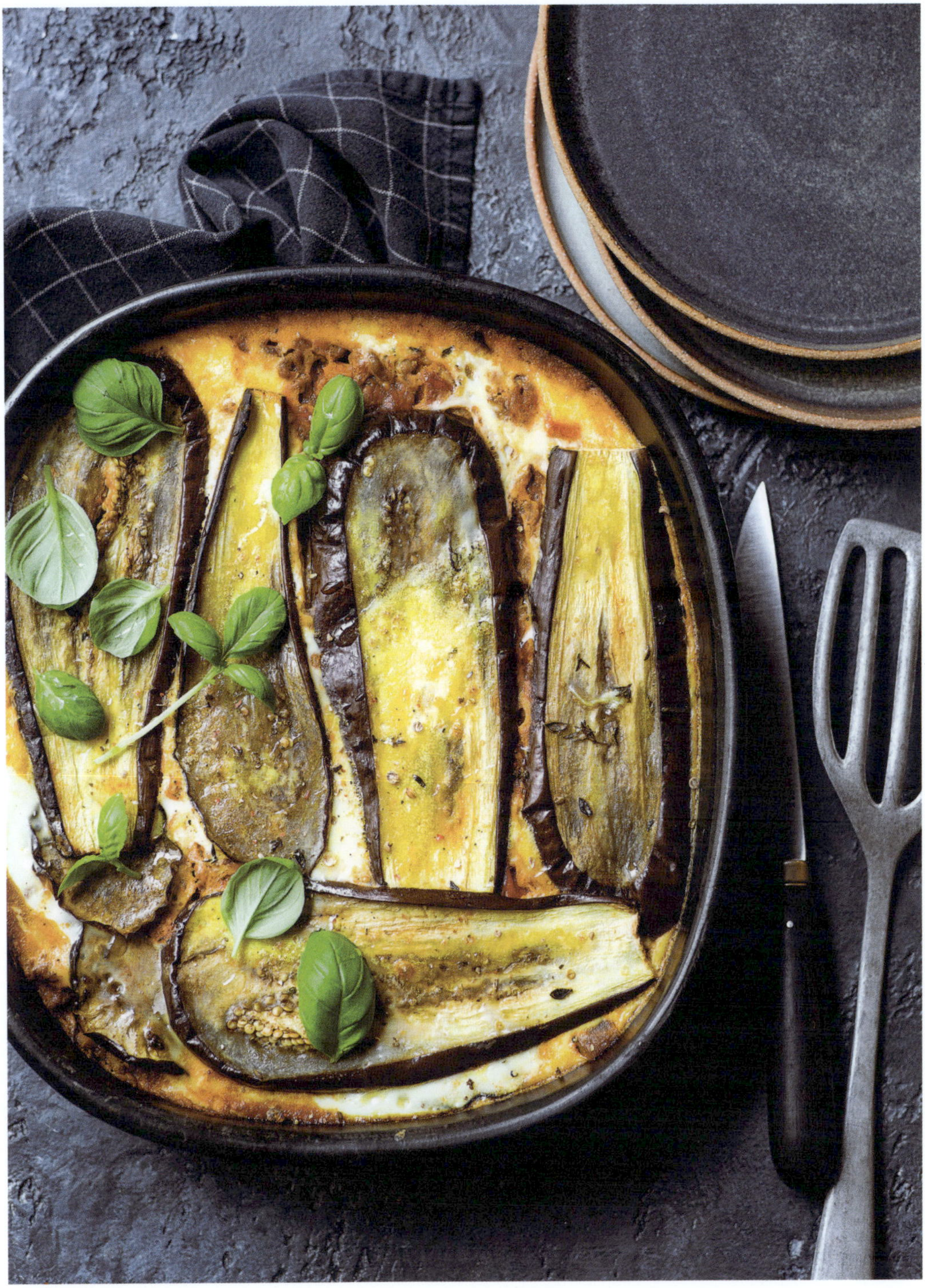

ŒUFS BROUILLÉS

15 min | Facile | 1 pers.

INGRÉDIENTS

2 ŒUFS | 1 TRANCHE DE TRUITE FUMÉE | CIBOULETTE, ANETH, PERSIL...

1. Battez les œufs dans un bol, salez et poivrez.
2. Versez les œufs dans une poêle bien chaude et remuez continuellement.
3. Attention, la cuisson est très rapide, quelques minutes à peine. Stoppez le feu quand les œufs sont encore « baveux ».
4. Servez dans une assiette. Ajoutez la tranche de saumon et saupoudrez de ciboulette ciselée.

Astuce : *vous pouvez accompagner vos œufs brouillés d'une tranche de pain complet tartinée d'un carré frais ail et fines herbes 0 %.*

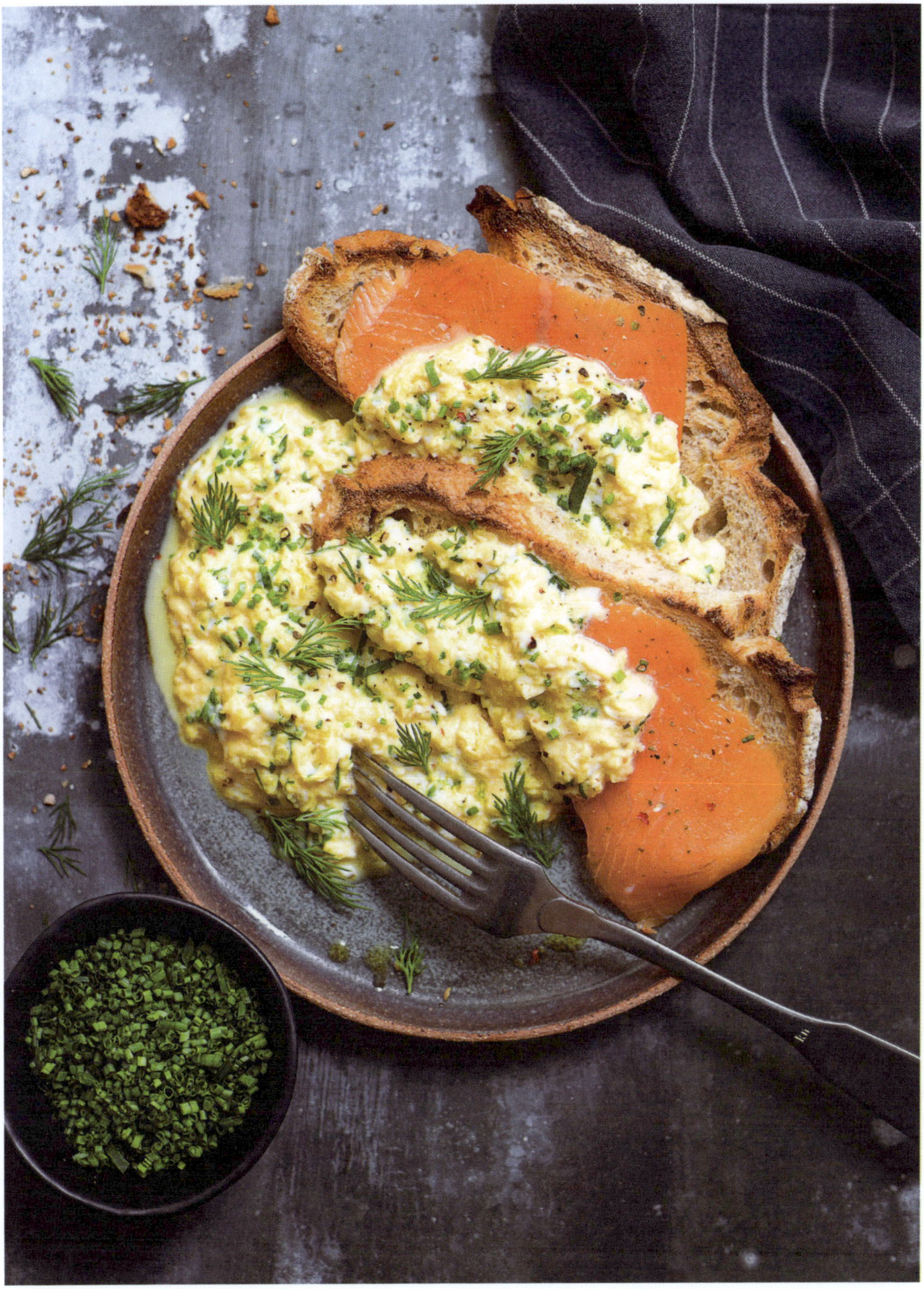

QUICHE SANS PÂTE

40 min | **Facile** | **1 pers.**

INGRÉDIENTS

TRUITE FUMÉE | BROCOLIS | 2 CARRÉS FRAIS AIL ET FINES HERBES 0 % | 1 ŒUF | 2 BLANCS D'ŒUFS | 15 CL DE BOISSON VÉGÉTALE (SOJA, AVOINE, RIZ, ÉPEAUTRE...) | 3 C. À SOUPE DE FLOCONS D'AVOINE MIXÉS

1. Faites cuire les brocolis à l'eau ou à la vapeur.
2. Coupez la truite fumée en petits dés.
3. Dans un saladier, mélangez les flocons d'avoine mixés, les œufs battus et les carrés frais.
4. Ajouter la boisson végétale progressivement. Salez et poivrez.
5. Disposez une feuille de papier sulfurisé au fond d'un plat allant au four.
6. Déposez-y les brocolis cuits (grossièrement coupés) ainsi que la truite fumée.
7. Versez le mélange par-dessus.
8. Préchauffez votre four à 180 °C puis enfournez le plat pendant 30 minutes.

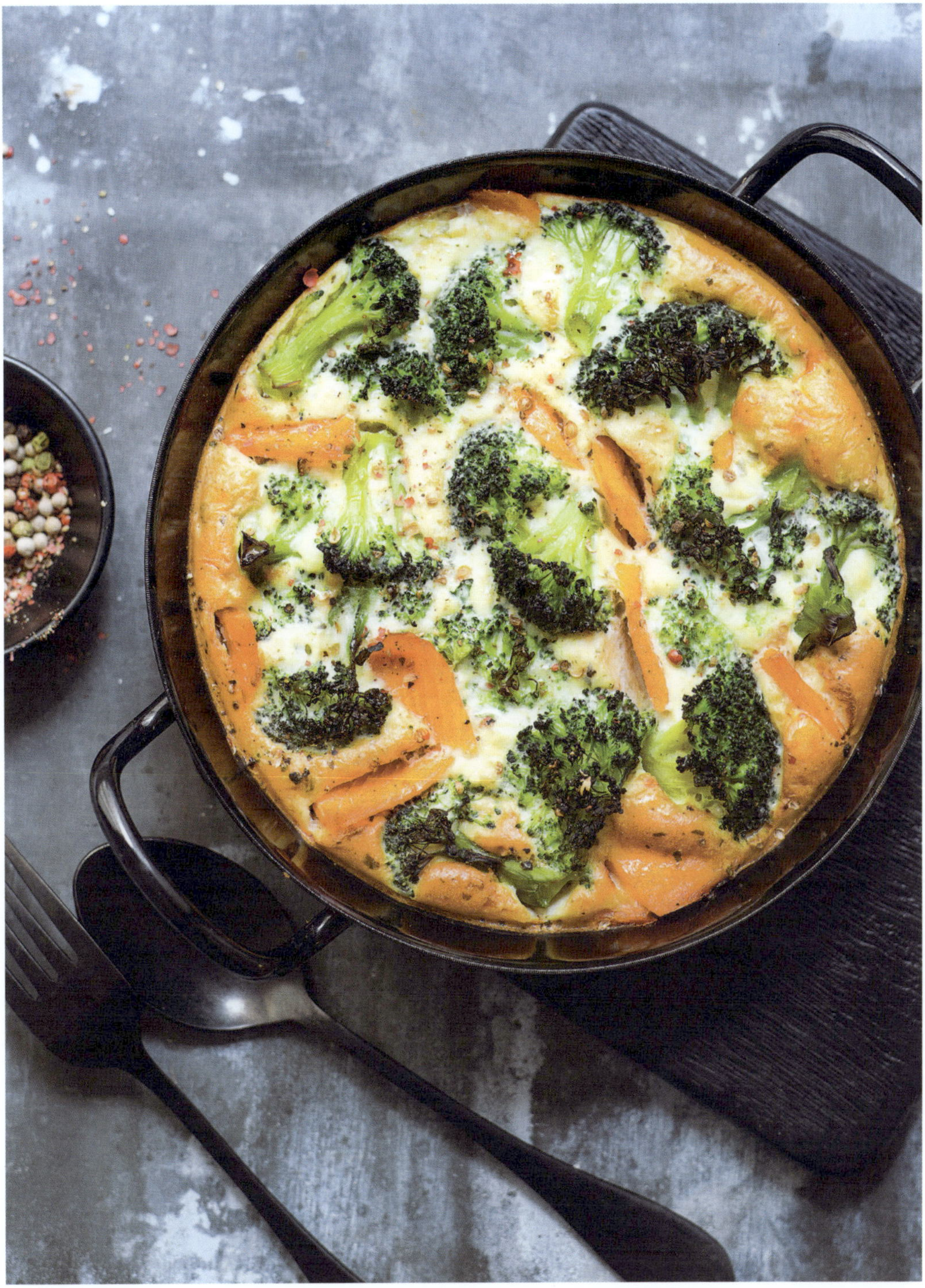

GAUFRES SALÉES À LA TRUITE

25 min | Moyen | 1 pers.

INGRÉDIENTS

55 G DE FLOCONS D'AVOINE | 1 ŒUF | 40 ML DE BOISSON VÉGÉTALE AU SOJA | ½ C. À CAFÉ DE LEVURE CHIMIQUE | 1 POIVRON ROUGE CUIT EN DÉS | BROCOLI CUIT ÉMIETTÉ | 1 TRANCHE DE TRUITE FUMÉE COUPÉE EN DÉS | HUILE D'OLIVE

1. Faites chauffer votre gaufrier (il faut qu'il soit bien chaud pour que les gaufres n'accrochent pas).
2. Mélangez les flocons d'avoine avec la boisson végétale au soja, l'œuf et la levure.
3. Ajoutez les dés de poivrons, le brocoli émietté, les dés de truite fumée puis salez et poivrez.
4. Huilez le gaufrier.
5. Versez-y votre pâte et laissez chauffer 2 à 3 minutes jusqu'à ce que ce soit doré.

Astuce : *dégustez avec une salade composée.*

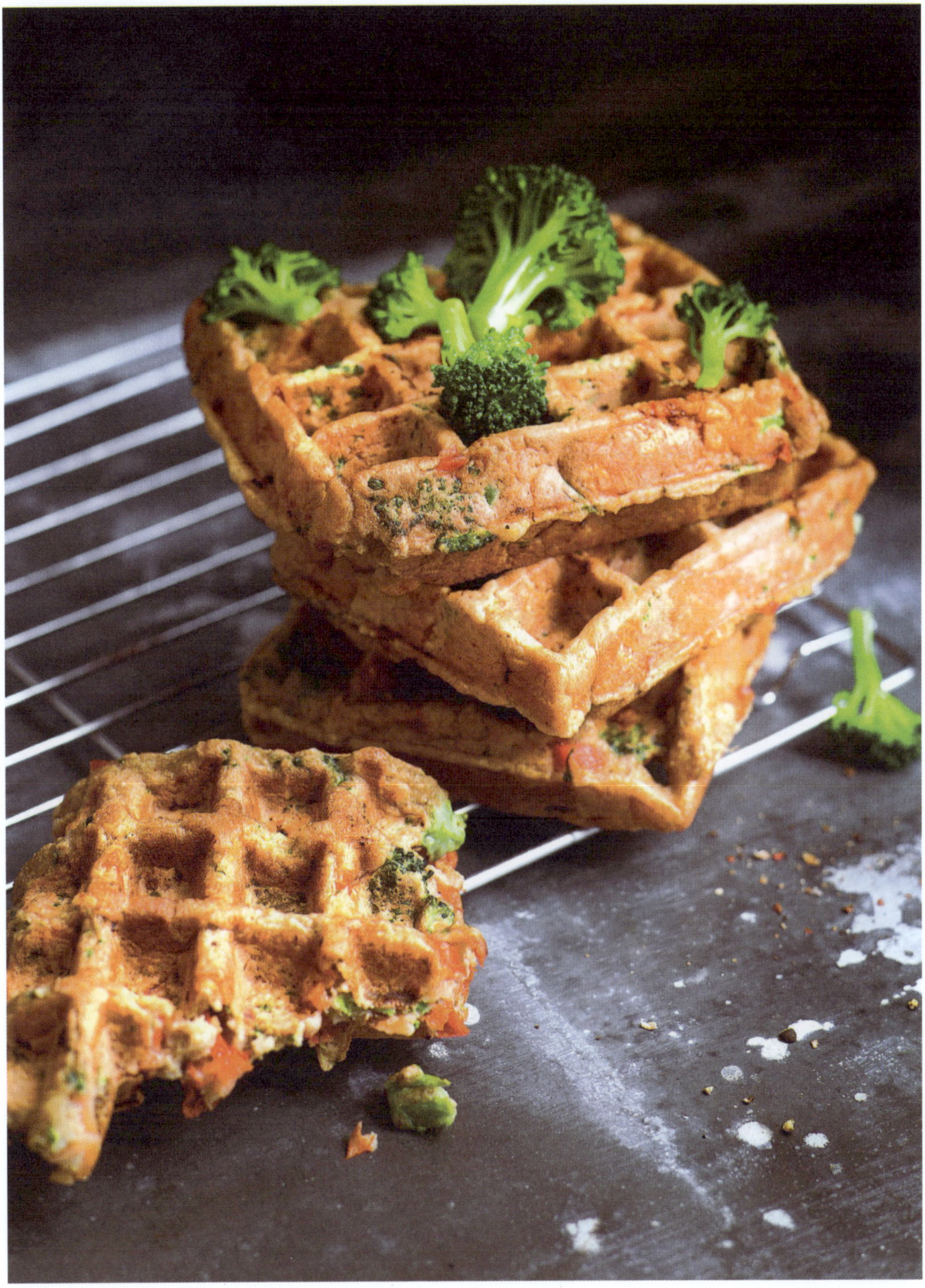

GRATIN DE COURGETTES ET COLIN

40 min | Moyen | 1 ou 2 pers.

INGRÉDIENTS

2 COURGETTES | 200 G DE FROMAGE BLANC 0 % | 1 ŒUF | 1 BLANC D'ŒUF | 1 OU 2 FILETS DE COLIN

1. Préchauffez votre four à 180 °C.
2. Pelez les courgettes une bande sur deux et coupez-les en rondelles.
3. Faites-les dorer dans une poêle avec 1 c. à soupe d'huile d'olive. Salez et poivrez.
4. Faites cuire votre filet de colin au four, en papillote avec un filet d'huile d'olive, du citron, des herbes et des épices, à la poêle ou à la vapeur, selon votre convenance.
5. Battez le fromage blanc avec les œufs. Ajoutez-y les courgettes et mélangez bien.
6. Émiettez le colin cuit et ajoutez-le au mélange fromage blanc-œufs-courgettes.
7. Disposez le tout dans un plat à gratin et enfournez pendant 20 minutes.

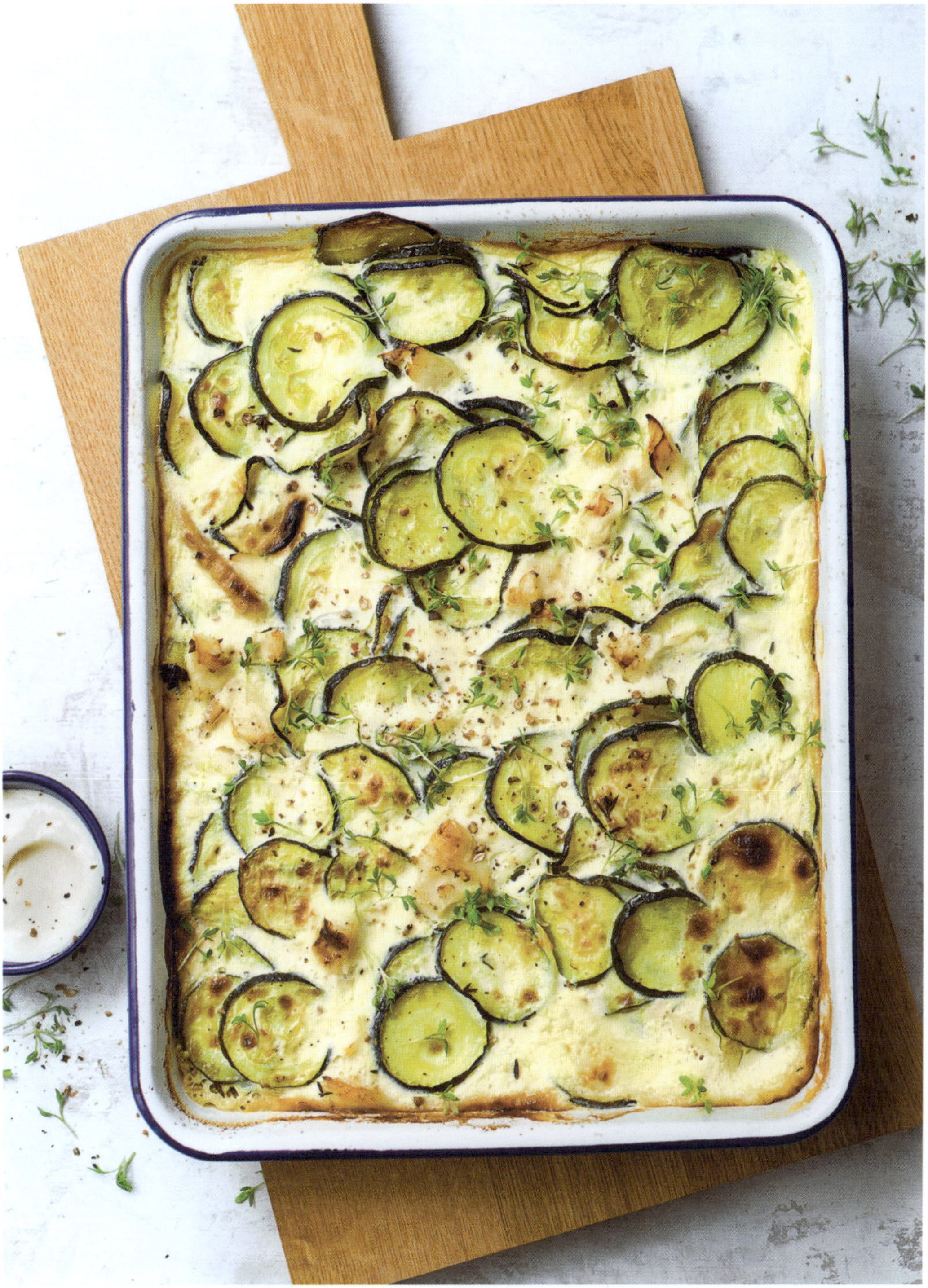

GRATIN DE COLIN ET POIREAU

30 min **Moyen** **1 ou 2 pers.**

INGRÉDIENTS

1 OU 2 FILETS DE COLIN SURGELÉS | 1 POIREAU | 2 ŒUFS | 10 CL DE LAIT | HUILE D'OLIVE

1. Faites chauffer une casserole d'eau.
2. Coupez la partie blanche du poireau et lavez-la.
3. Quand l'eau est chaude, ajoutez le filet de colin et le poireau. Laissez cuire en surveillant régulièrement la cuisson. Dès que le colin est cuit, retirez-le de l'eau. Faites de même avec le poireau.
4. Émiettez le colin cuit et coupez finement le poireau.
5. Répartissez-les dans un plat à gratin légèrement graissé.
6. Battez les œufs avec le lait, salez et poivrez. Versez ce mélange sur la préparation colin-poireau. Recouvrez le plat d'une feuille de papier aluminium.
7. Préchauffez votre four à 180 °C puis enfournez pendant 15 à 20 minutes.

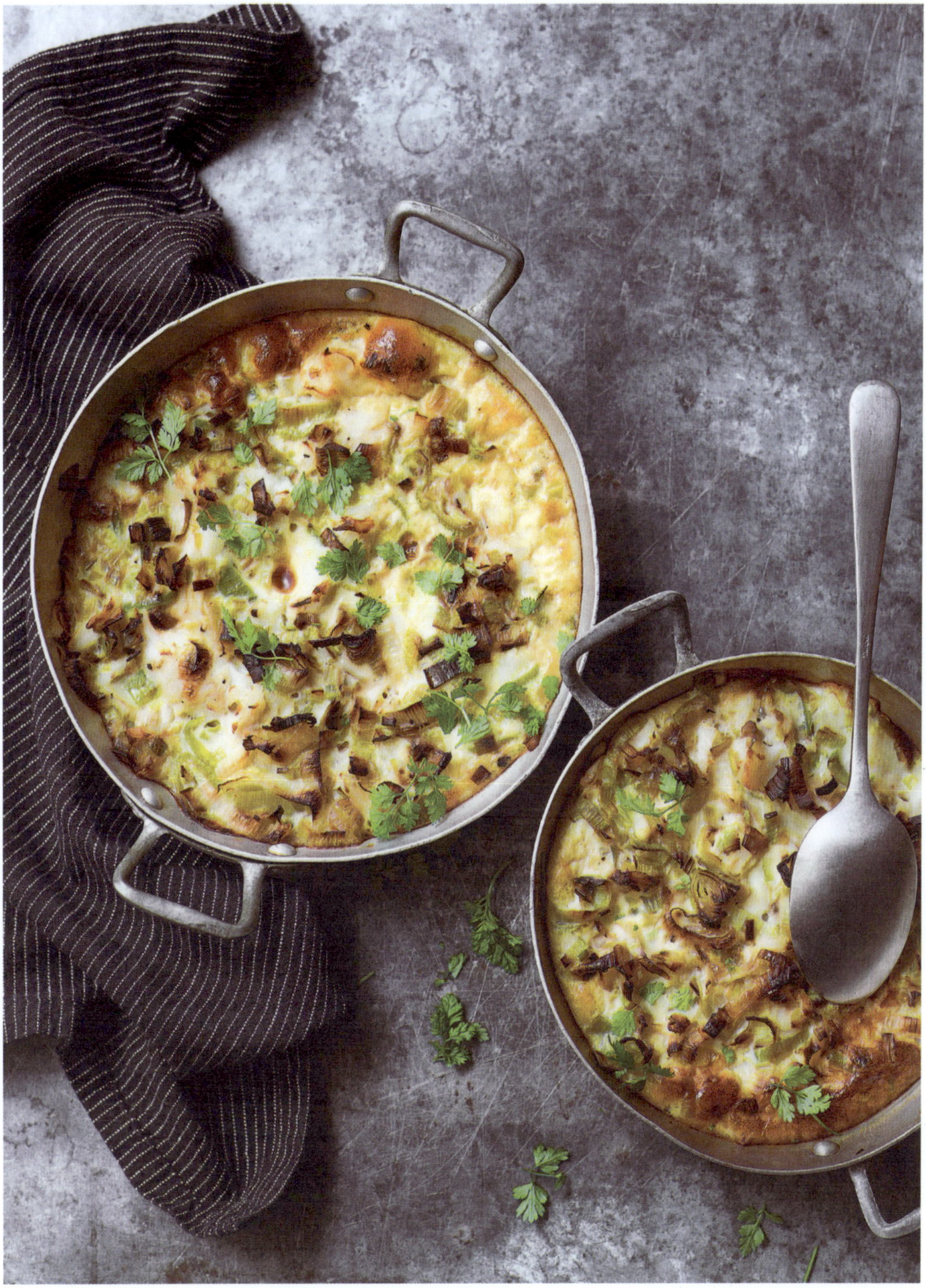

QUINOTO DE COURGETTE ET CREVETTES

30 min | **Facile** | **1 pers.**

INGRÉDIENTS

50 G DE QUINOA | CREVETTES DÉCORTIQUÉES CUITES | ½ COURGETTE | ½ OIGNON | ½ CUBE DE BOUILLON DE LÉGUMES (OU 1 C. À CAFÉ SI EN POUDRE) | 1 C. À CAFÉ DE CURCUMA | 1 C. À SOUPE D'HUILE D'OLIVE

1. Rincez abondamment le quinoa sous l'eau.
2. Épluchez la demi-courgette si elle n'est pas bio et coupez-la en dés. Épluchez et émincez finement le demi-oignon.
3. Diluez le bouillon de légumes dans 250 ml d'eau chaude.
4. Faites revenir l'oignon à la poêle dans l'huile d'olive quelques minutes.
5. Saupoudrez de curcuma et mélangez.
6. Ajoutez le quinoa, remuez rapidement puis ajoutez le bouillon de légumes.
7. Ajoutez la demi-courgette, mélangez et laissez mijoter à feu doux en remuant régulièrement jusqu'à ce que tout le liquide soit absorbé.
8. Rajoutez les crevettes en fin de cuisson, salez et poivrez.

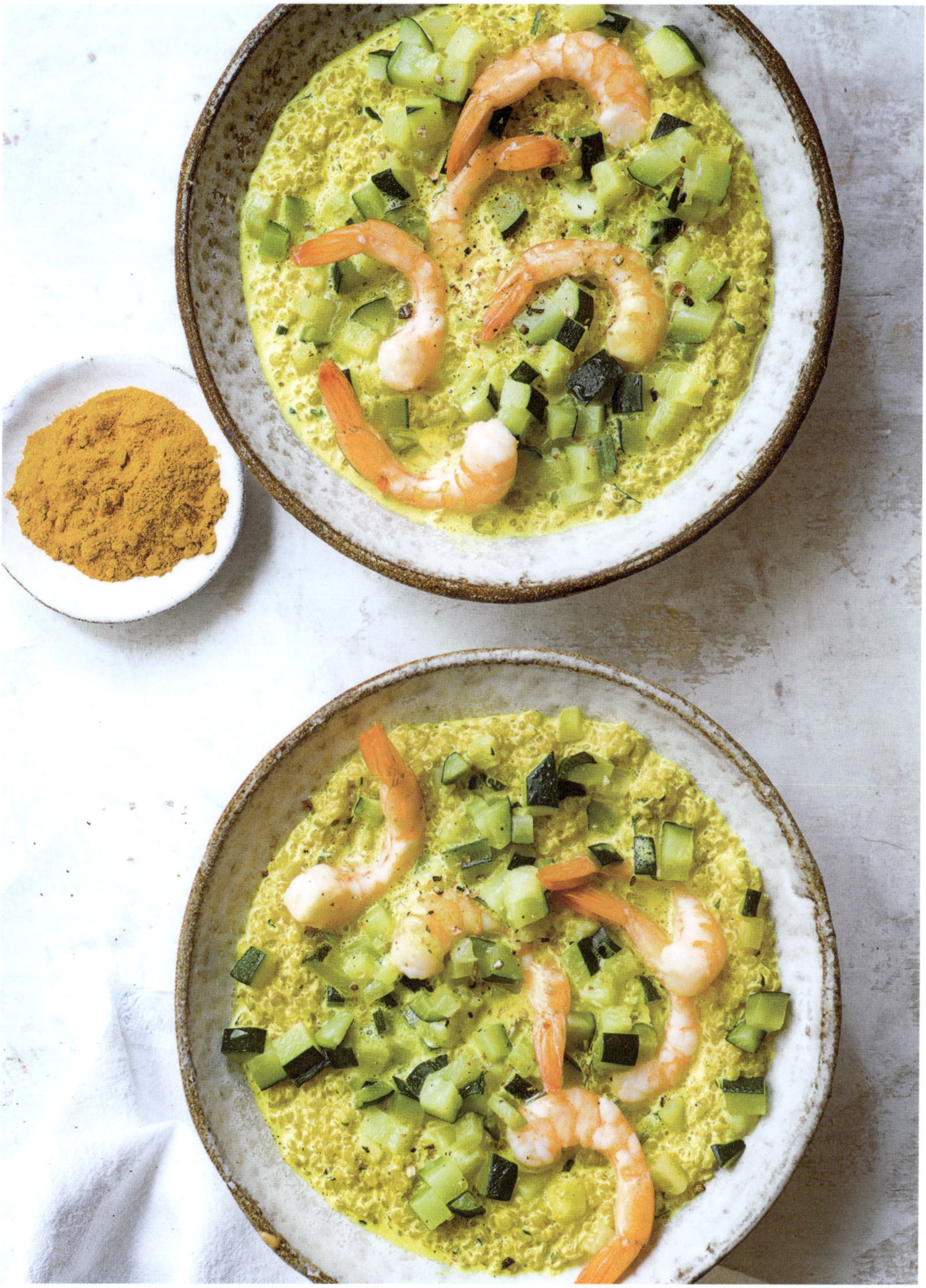

SALADE COMPOSÉE

10 min | Facile | 1 pers.

INGRÉDIENTS

SALADE VERTE | TOMATES, CAROTTES, CONCOMBRES, CHAMPIGNONS, RADIS… | ŒUFS CUITS DURS, BLANC DE POULET, DINDE, TRUITE FUMÉE, SAUMON FUMÉ, ALLUMETTES DE JAMBON, TOFU MARINÉ… | PÂTES COMPLÈTES, RIZ COMPLET, QUINOA, BOULGOUR… | 1 C. À SOUPE DE MOUTARDE | HUILE D'OLIVE | VINAIGRE

1. Mettez 1 c. à café de moutarde dans un bol. Salez et poivrez. Ajoutez un peu de vinaigre et de l'huile d'olive en mélangeant continuellement.
2. Remuez jusqu'à obtenir une consistance assez épaisse et soyeuse.
3. Dans une assiette, placer les protéines et les légumes de votre choix. Déposez la vinaigrette par-dessus.

Astuce : *allongez la vinaigrette avec un peu d'eau pour qu'elle soit plus légère.*

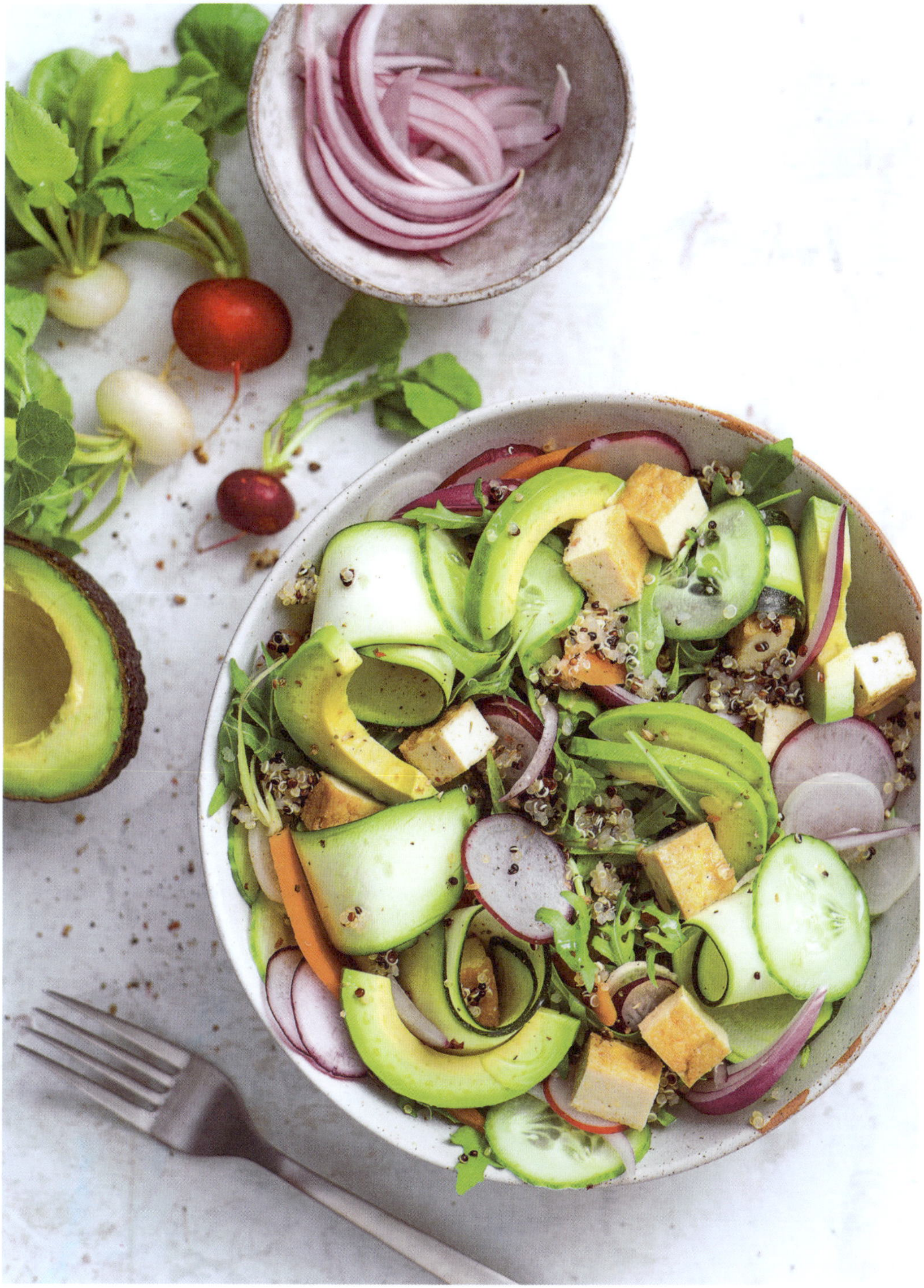

PIZZA WRAP

15 min **Facile** **1 pers.**

INGRÉDIENTS

1 GALETTE DE BLÉ COMPLET | BLANC DE POULET, THON, TRUITE FUMÉE… | 3 C. À SOUPE DE PURÉE DE TOMATE | GARNITURE DE VOTRE CHOIX : CARRÉ FRAIS AIL ET FINES HERBES 0 % (OU NATURE), MOZZARELLA, OIGNONS, POIVRONS, TOMATES, AUBERGINES, OLIVES, BASILIC, HERBES DE PROVENCE, ORIGAN… | ½ C. À CAFÉ DE STÉVIA

1. Faites une sauce tomate rapide : mélangez la purée de tomate avec du basilic ciselé, la stévia, du sel et du poivre.
2. Déroulez la galette, étalez-y la sauce tomate et disposez ensuite les ingrédients de votre choix.
3. Préchauffez votre four à 180 °C puis enfournez pendant 5 minutes maximum.

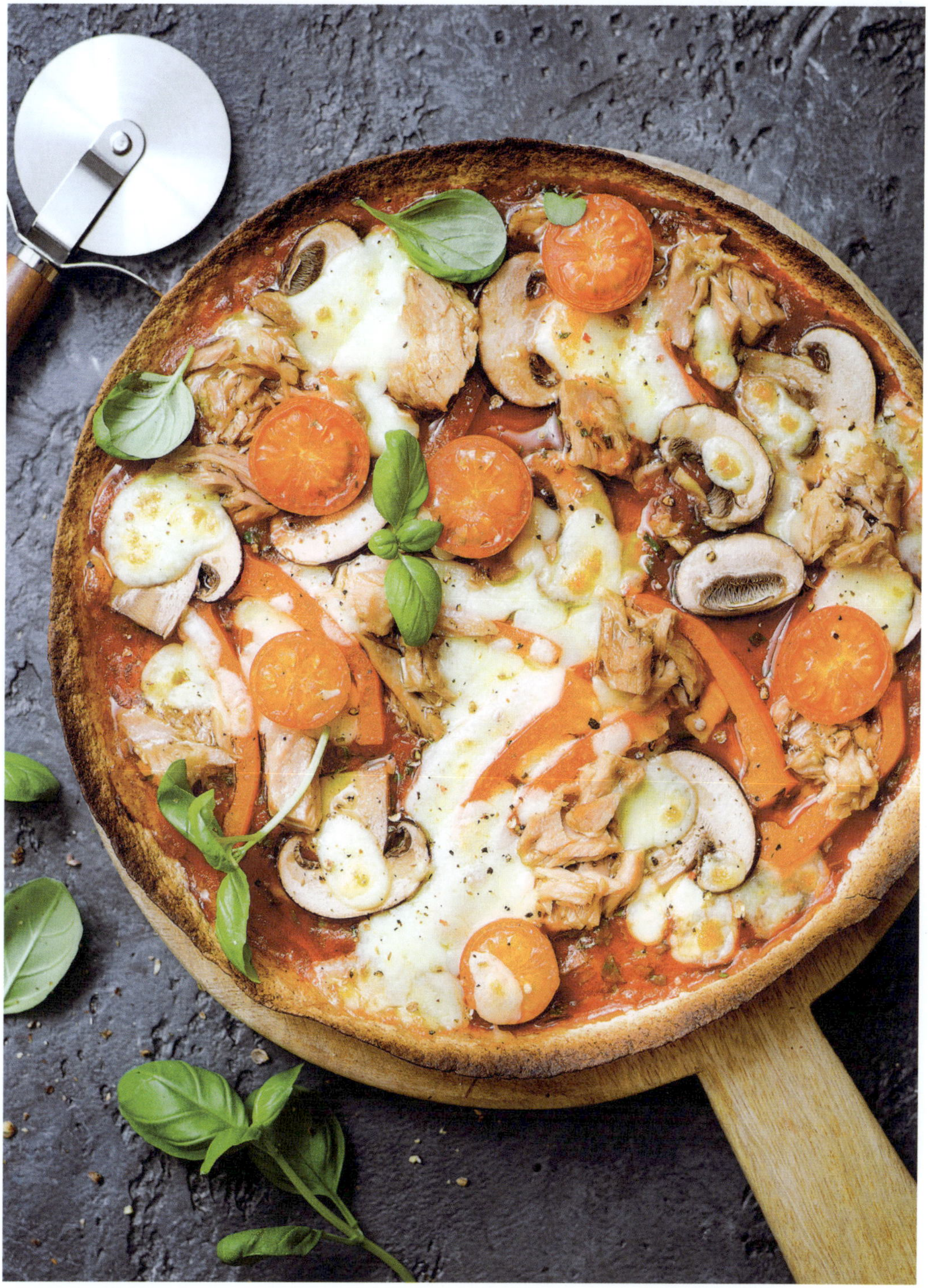

ASSIETTE APÉRITIF

40 min | Facile | 1 pers.

INGRÉDIENTS

CRUDITÉS DE VOTRE CHOIX : TOMATES CERISES, CÉLERI, FENOUIL, CHAMPIGNONS, CONCOMBRE, RADIS, CAROTTES... | 3 TRANCHES DE BLANC DE POULET (OU TRUITE FUMÉE, SAUMON FUMÉ, BLANC DE POULET AUX HERBES, JAMBON, ŒUFS DURS...) | FROMAGE BLANC 0 % | 2 CARRÉS FRAIS AIL ET FINES HERBES 0 % | LE JUS D'½ CITRON | PERSIL, CIBOULETTE, BASILIC... | MOUTARDE

1. Lavez, épluchez et coupez les légumes en bâtonnets.
2. Pour la sauce : mélangez le fromage blanc avec le jus d'un demi-citron, de la moutarde (plus ou moins selon vos goûts), salez et poivrez.
3. Tartinez les tranches de blanc de poulet de carré frais et roulez-les sur elles-mêmes.
4. Disposez toutes les crudités ainsi que les petits roulés au poulet dans une assiette et placez la sauce dans une petite coupelle à côté.

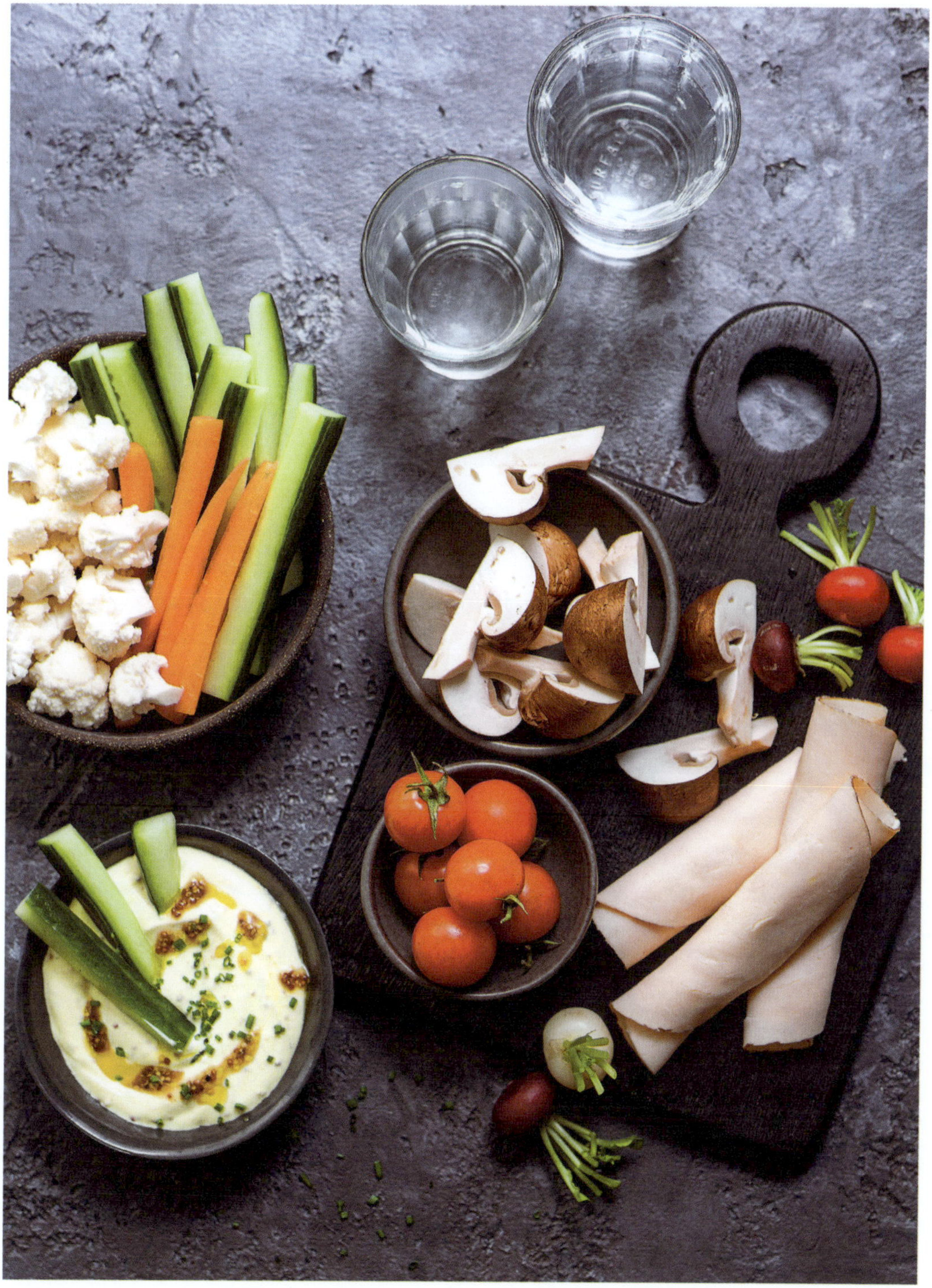

PIZZA DE CHOU-FLEUR

45 min **Difficile** **1 ou 2 pers.**

INGRÉDIENTS

100 G DE CHOU-FLEUR | ½ CARRÉ FRAIS 0 % | 2 BLANCS D'ŒUFS | 1 FILET D'HUILE OLIVE | PURÉE DE TOMATE | STÉVIA | GARNITURE DE VOTRE CHOIX : ALLUMETTES DE POULET, TRUITE FUMÉE, THON, MOZZARELLA, CARRÉS FRAIS 0 %, POIVRONS, OIGNONS, CHAMPIGNONS...

1. Mixez le chou-fleur cru avec les blancs d'œufs et le demi-carré frais. Étalez la préparation sur une feuille de papier sulfurisé préalablement graissée avec un filet d'huile d'olive.
2. Enfournez dans votre four préchauffé à 180 °C pendant 10 à 15 minutes.
3. Lorsque la pâte à base de chou-fleur est cuite, sortez-la du four et décollez-la délicatement de la feuille de papier sulfurisé mais en la laissant dessus.
4. Réalisez une sauce tomate express : mélangez 2 c. à soupe de purée de tomate avec du sel, du poivre, des épices et 1 c. à café de stévia (pour atténuer l'acidité de la tomate).
5. Étalez la sauce tomate comme base sur votre pizza et garnissez-la selon vos goûts : œuf, allumettes de poulet, truite fumée, thon, champignons, mozzarella, olives...
6. Enfournez de nouveau pendant 5 à 10 minutes.

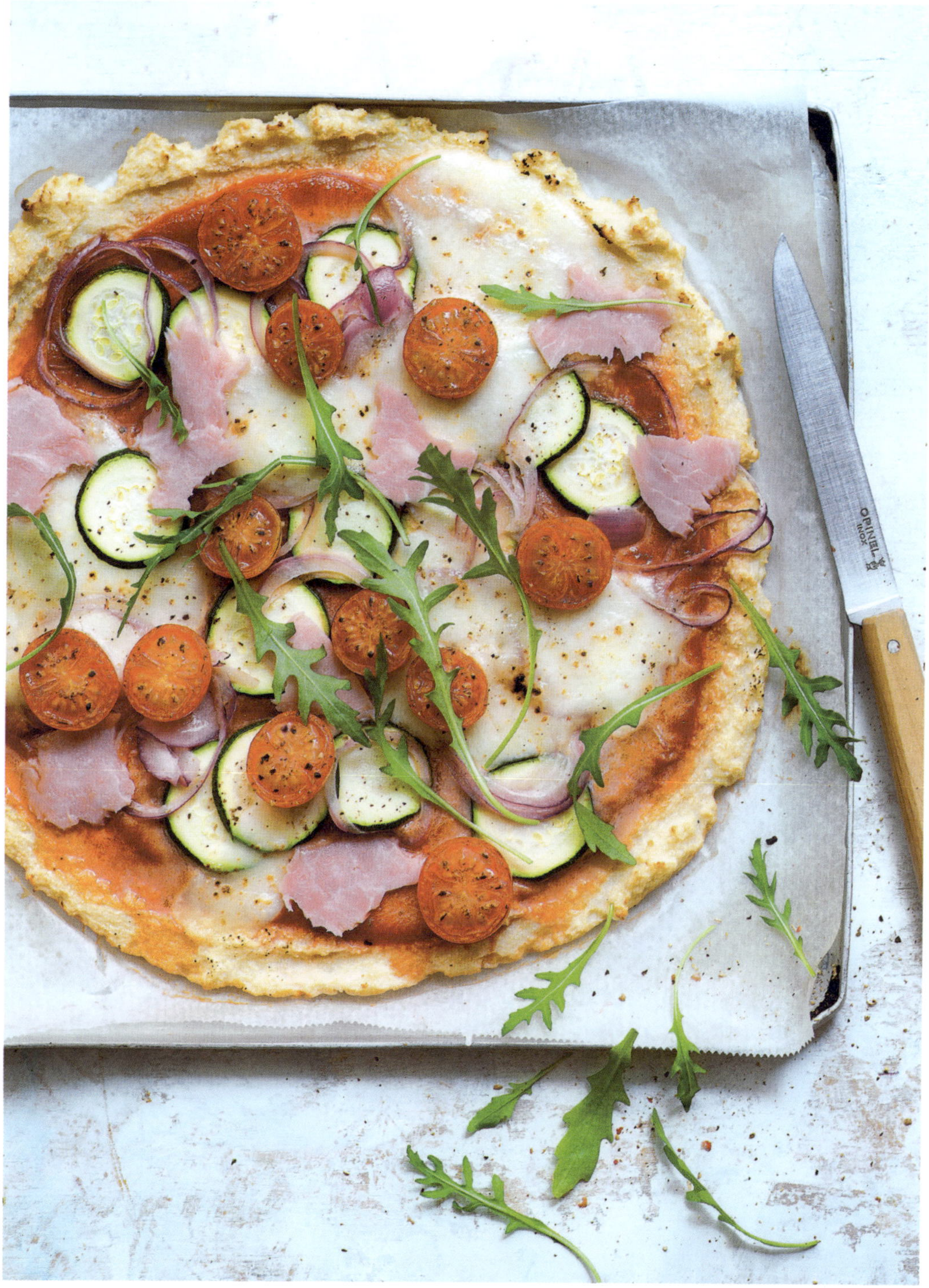

GALETTE DE LÉGUMES

30 min — **Facile** — **1 pers.**

INGRÉDIENTS

120 G DE COURGETTES | ½ OIGNON | 1 GOUSSE D'AIL | 60 G DE FLOCONS D'AVOINE | 1 ŒUF | 1 BLANC D'ŒUF | PERSIL | CURRY | HUILE D'OLIVE

1. Émincez le demi-oignon et faites-le fondre.
2. Râpez les courgettes. Mélangez-les dans un saladier avec les flocons d'avoine, le persil, l'ail, le curry, du sel et du poivre.
3. Battez les œufs avec 4 c. à soupe d'eau et ajoutez-les au mélange courgettes-flocons d'avoine.
4. Mélangez bien et réservez au réfrigérateur pendant 30 minutes.
5. Faites chauffer 1 c. à soupe d'huile d'olive dans une poêle.
6. Déposez un petit tas de pâte, saisissez-le bien et retournez-le.
7. Faites cuire la galette 5 minutes de chaque côté à feu doux.

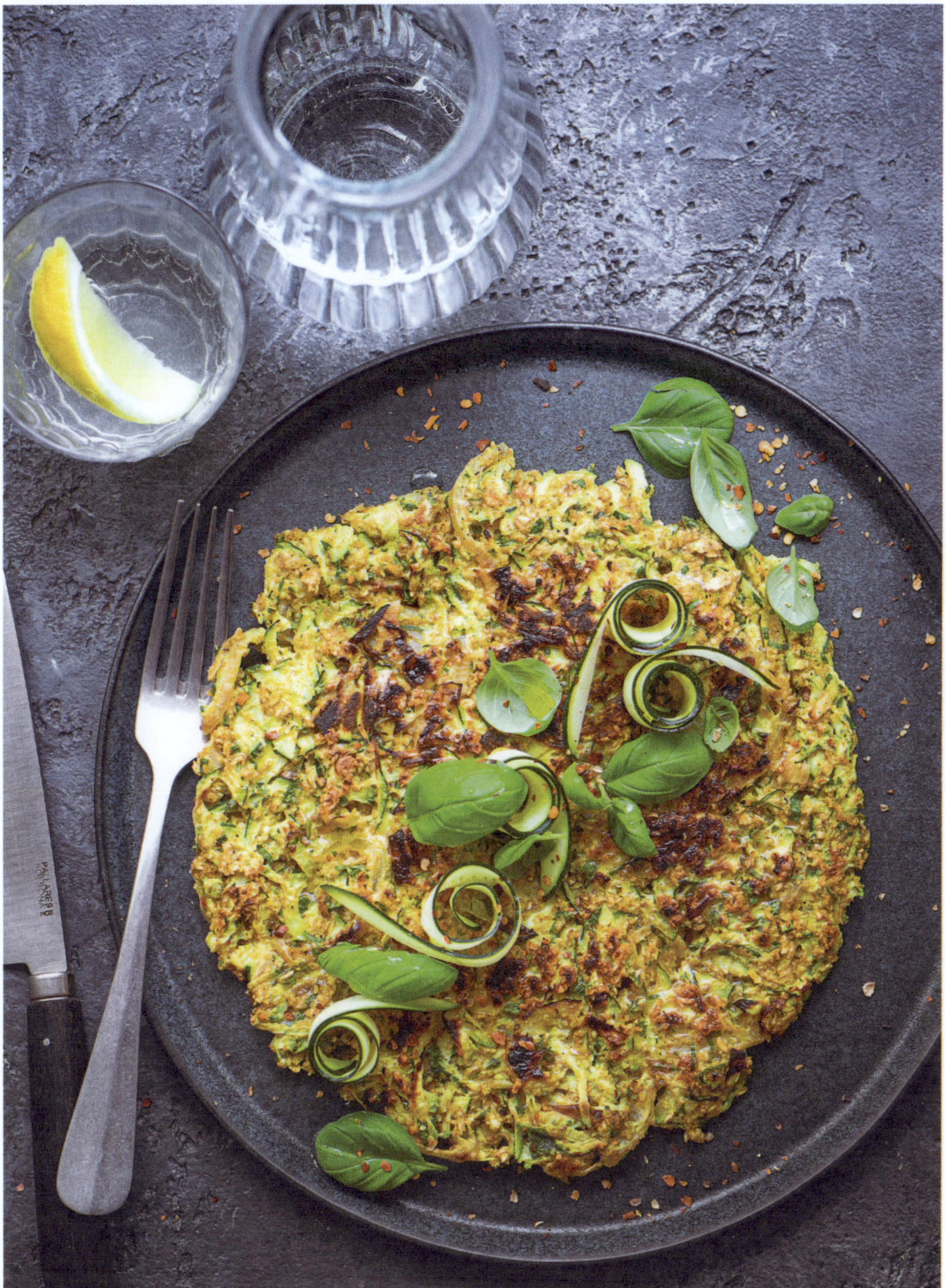

GASPACHO

10 min | Facile | 1 ou 2 pers.

INGRÉDIENTS

2 TOMATES | 200 G DE CONCOMBRE |
BASILIC | AIL | 1 FILET D'HUILE D'OLIVE

1. Plongez les tomates quelques secondes dans une casserole d'eau chaude puis d'eau froide afin de pouvoir retirer facilement leur peau.
2. Épluchez le concombre et coupez-le en gros morceaux. Faites de même avec les tomates. Épluchez l'ail.
3. Mixez finement tous les ingrédients en ajoutant l'huile d'olive, du sel, du poivre et quelques feuilles de basilic.
4. Réservez au réfrigérateur jusqu'au moment de servir.

Astuce : *si la consistance est trop pâteuse, vous pouvez ajouter un peu d'eau.*

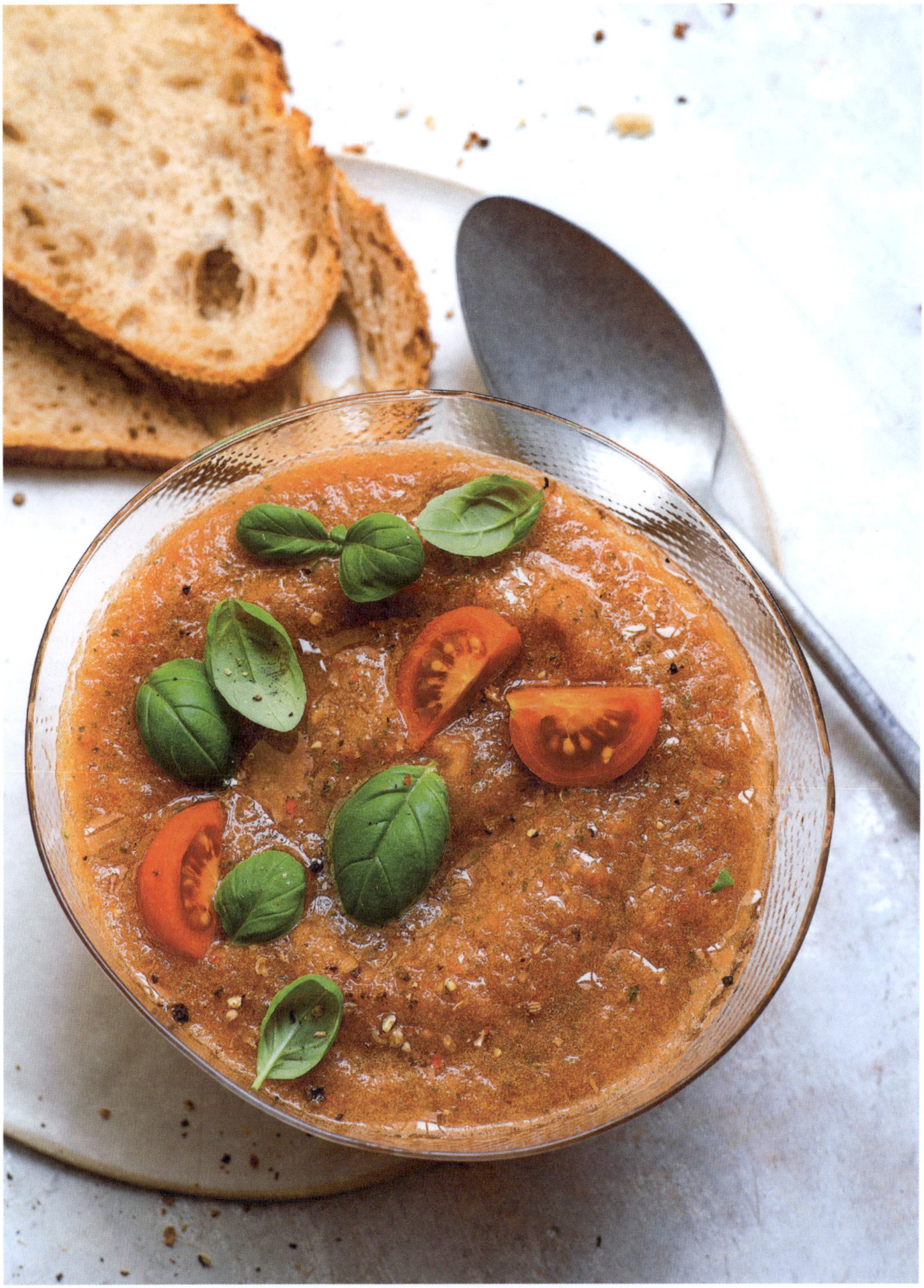

PORRIDGE AU QUINOA

40 min | **Facile** | **1 pers.**

INGRÉDIENTS

30 G DE QUINOA | 15 CL DE BOISSON VÉGÉTALE DE VOTRE CHOIX | 1 C. À SOUPE DE STÉVIA | QUELQUES GOUTTES D'ARÔME VANILLE | TOPPING DE VOTRE CHOIX : FRUITS FRAIS, NOIX, BAIES, GRAINES...

1. Rincez bien le quinoa à l'eau froide.
2. Dans une casserole, portez la boisson végétale à ébullition et ajoutez le quinoa, l'arôme vanille et 1 c. à soupe de stévia.
3. Mélangez bien, couvrez et laissez cuire environ 30 minutes à feu doux. Remuez de temps en temps et surveillez pour que le tout ne déborde pas.
4. Servez dans un bol et ajoutez le topping de votre choix.

***Astuce :** comme le temps de cuisson est assez long, vous pouvez préparer cette recette en plus grande quantité et conserver les restes au réfrigérateur pour faire plusieurs petits déjeuners.*

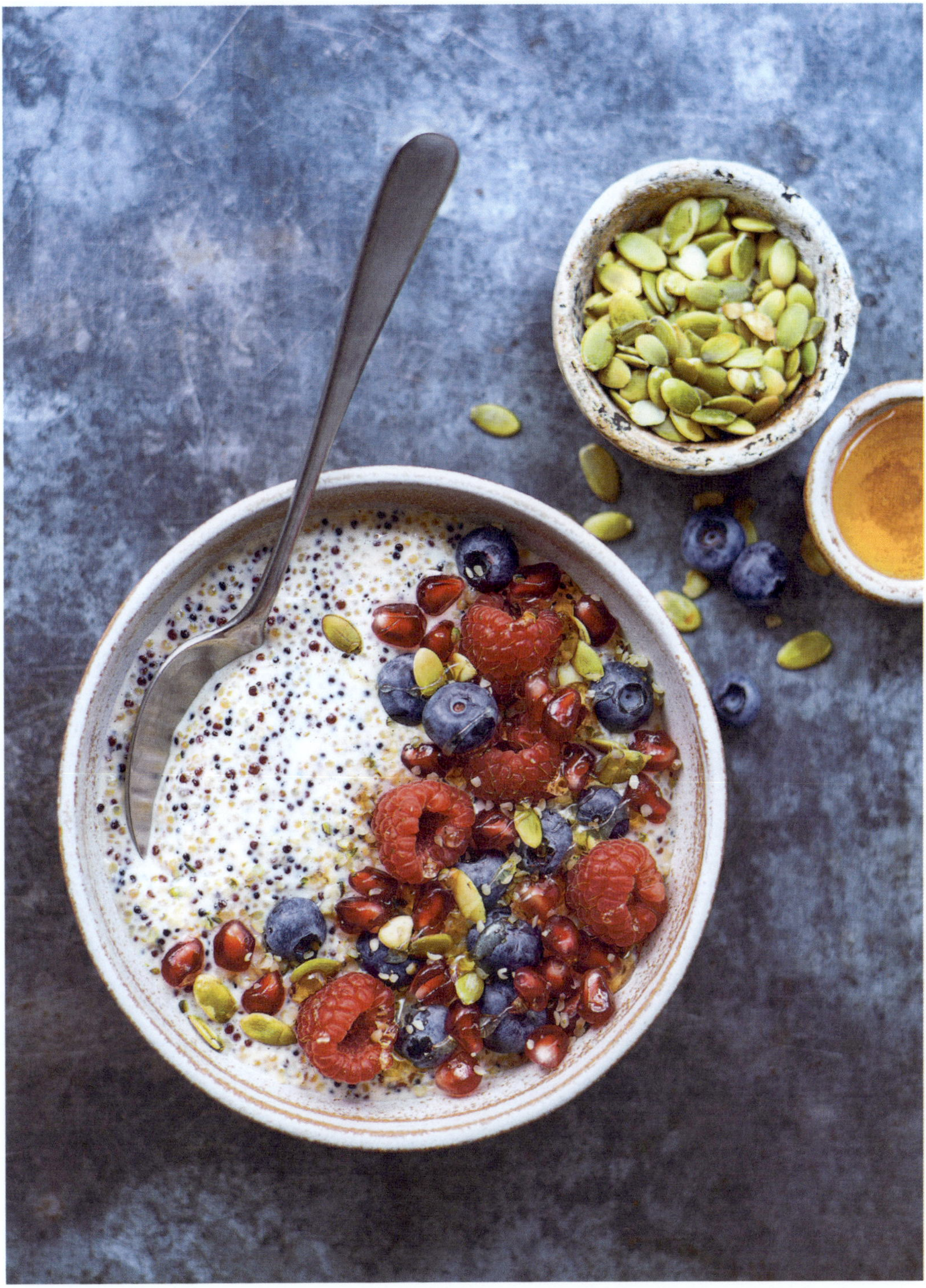

OMELETTE SUCRÉE

10 min | Facile | 1 pers.

INGRÉDIENTS

1 ŒUF | 2 BLANCS D'ŒUF (VOUS POUVEZ ADAPTER LA QUANTITÉ D'ŒUFS) | 2 C. À CAFÉ DE STÉVIA | POIRE, POMME OU FRUIT DE VOTRE CHOIX

1. Lavez la poire et coupez-la.
2. Faites-la revenir dans une poêle avec 1 c. à café de stévia afin qu'elle caramélise.
3. Battez les œufs avec 1 c. à café de stévia et versez le mélange sur la poire cuite.
4. Retournez l'omelette à l'aide d'une assiette.

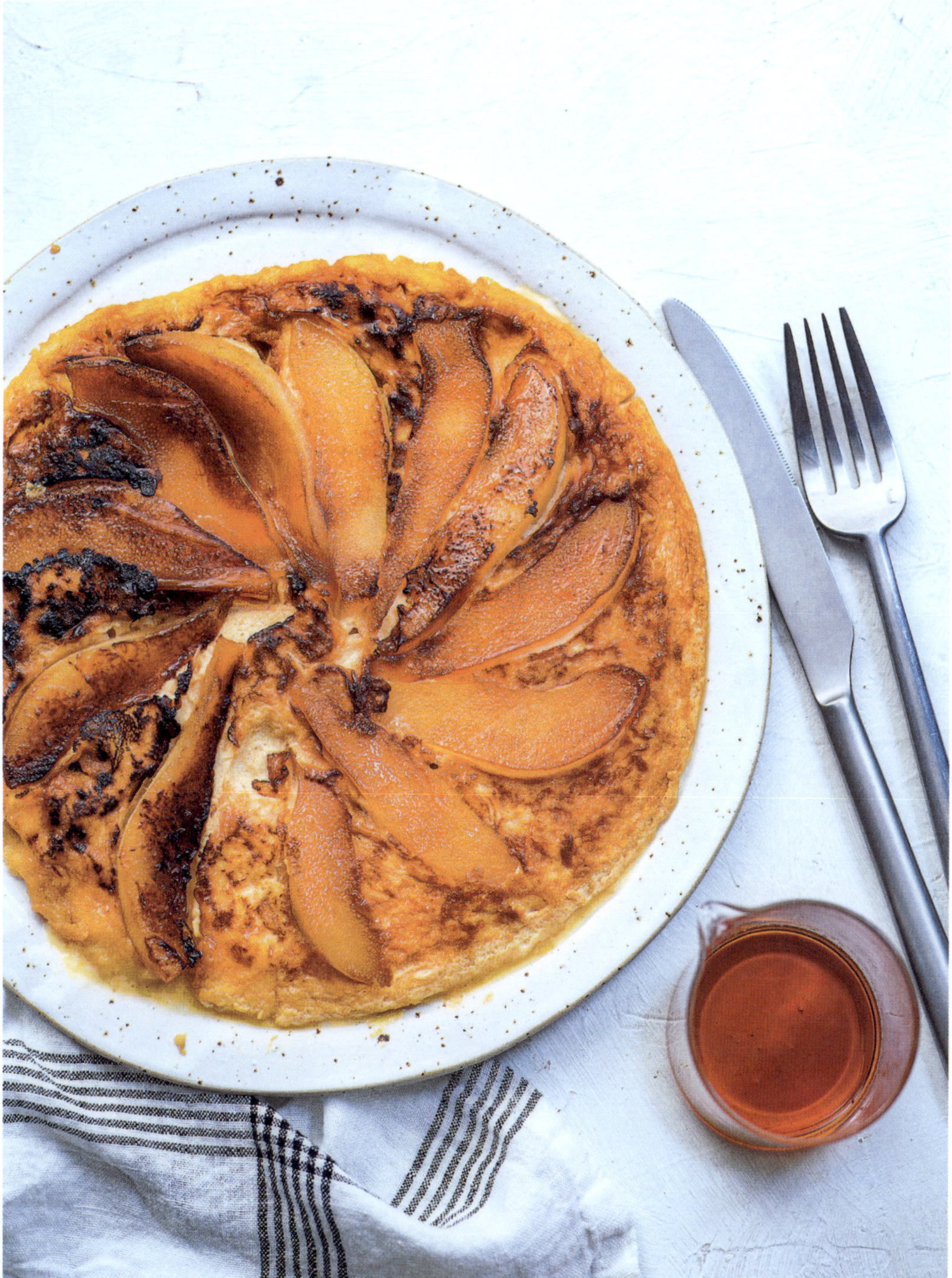

OVERNIGHT OATS

10 min | **Facile** | **1 pers.**

INGRÉDIENTS

FLOCONS D'AVOINE | 1 À 2 C. À SOUPE DE STÉVIA |
BOISSON VÉGÉTALE (RIZ, SOJA, AMANDE, AVOINE...) | FRUITS DE VOTRE CHOIX

1. Mettez la quantité de flocons d'avoine désirée dans un bol.
2. Ajouter 1 à 2 c. à soupe de stévia et recouvrez de boisson végétale.
3. Couvrez et placez le bol toute la nuit au réfrigérateur : les flocons d'avoine vont absorber la boisson végétale.
4. Le lendemain, avant de déguster, ajoutez les fruits de votre choix.

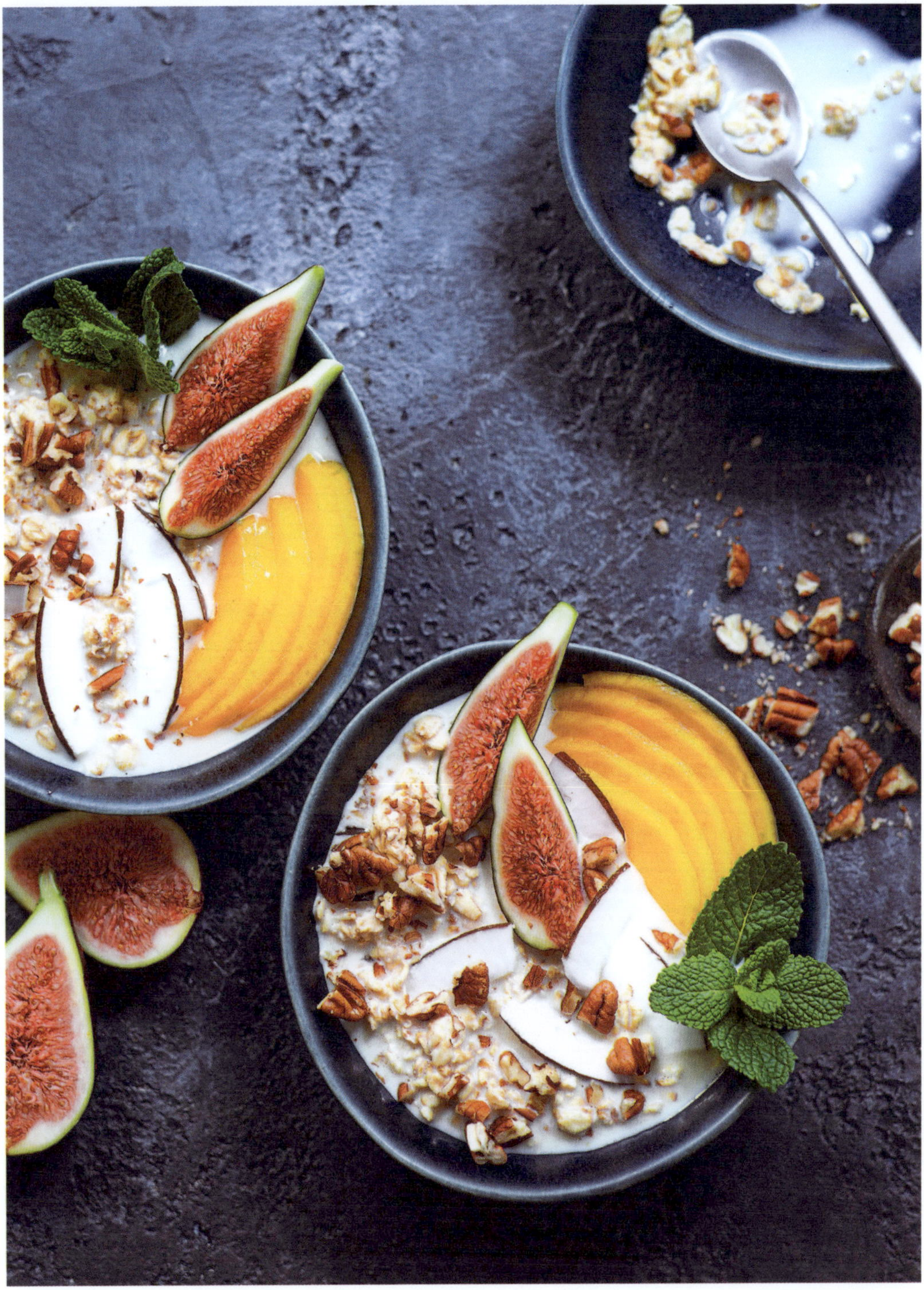

PANCAKES

20 min **Facile** **1 ou 2 pers.**

INGRÉDIENTS

1 ŒUF | 2 BLANCS D'ŒUFS | 50 G DE FLOCONS D'AVOINE | 150 G DE FROMAGE BLANC 0 % | LAIT OU BOISSON VÉGÉTALE (AVOINE, AMANDE, SOJA, RIZ...) | 1 C. À CAFÉ DE STÉVIA | 1 C. À CAFÉ DE LEVURE | 1 DOSE DE WHEY AU PARFUM DE VOTRE CHOIX

1. Battez les œufs avec le fromage blanc. Ajoutez les flocons d'avoine et 1 dose de whey et mélangez.
2. Ajoutez 1 c. à café de stévia et 1 c. à café de levure.
3. Ajoutez enfin le lait ou la boisson végétale jusqu'à obtenir une pâte bien lisse et assez épaisse.
4. Faites chauffer une poêle légèrement graissée et déposez des petits tas de pâte.
5. Faites cuire les pancakes pendant environ 2 minutes de chaque côté.

Astuce : *vous pouvez décorer vos pancakes de fruits frais, de fruits secs, de baies de goji...*

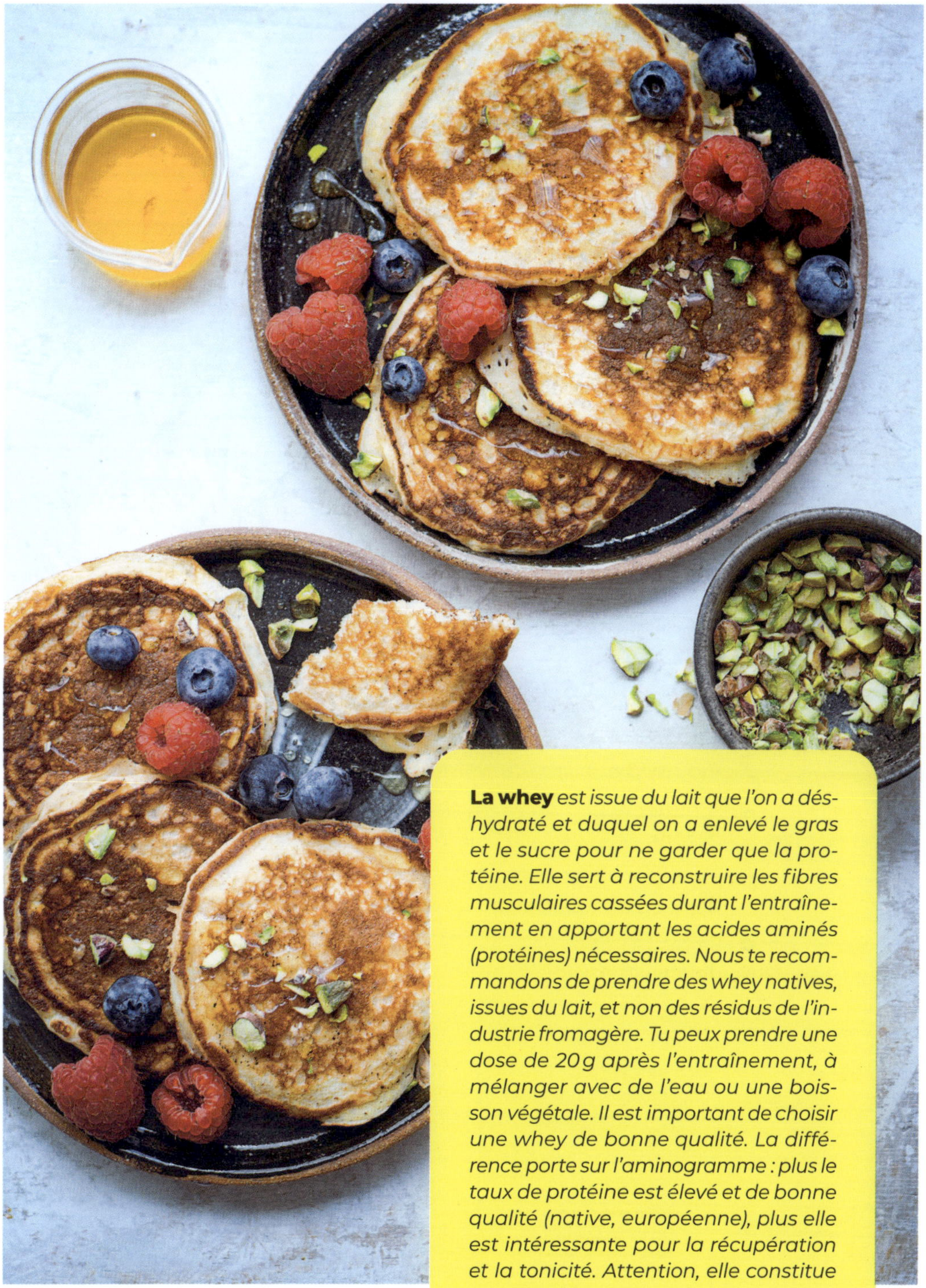

La whey *est issue du lait que l'on a déshydraté et duquel on a enlevé le gras et le sucre pour ne garder que la protéine. Elle sert à reconstruire les fibres musculaires cassées durant l'entraînement en apportant les acides aminés (protéines) nécessaires. Nous te recommandons de prendre des whey natives, issues du lait, et non des résidus de l'industrie fromagère. Tu peux prendre une dose de 20 g après l'entraînement, à mélanger avec de l'eau ou une boisson végétale. Il est important de choisir une whey de bonne qualité. La différence porte sur l'aminogramme : plus le taux de protéine est élevé et de bonne qualité (native, européenne), plus elle est intéressante pour la récupération et la tonicité. Attention, elle constitue un complément et ne remplace pas les repas !*

À TOI DE JOUER !

SEMAINE 1

☐ **JOUR 1**	**SÉANCE 1** **Circuits 1 à 9** (voir p. 20-31)
☐ **JOUR 2**	**SÉANCE 2** **Circuits 1 à 9** (voir p. 34-45)
☐ **JOUR 3**	**SÉANCE 3** **Circuits 1 à 9** (voir p. 48-59)
☐ **JOUR 4**	**SÉANCE 4** **Circuits 1 à 9** (voir p. 62-73)
☐ **JOUR 5**	**SÉANCE 5** **Circuits 1 à 9** (voir p. 76-87)
☐ **JOUR 6**	**SÉANCE 6** **Circuits 1 à 9** (voir p. 90-101)
☐ **JOUR 7**	**SÉANCE 7** **Circuits cardio et stretching** (voir p. 104-118)

SEMAINE 2

☐ **JOUR 8**	**SÉANCE 1** **+ Circuit 10** (voir p. 20-32)
☐ **JOUR 9**	**SÉANCE 2** **+ Circuit 10** (voir p. 34-46)
☐ **JOUR 10**	**SÉANCE 3** **Circuits 1 à 9** (voir p. 48-60)
☐ **JOUR 11**	**SÉANCE 4** **+ Circuit 10** (voir p. 62-74)
☐ **JOUR 12**	**SÉANCE 5** **+ Circuit 10** (voir p. 76-88)
☐ **JOUR 13**	**SÉANCE 6** **+ Circuit 10** (voir p. 90-102)
☐ **JOUR 14**	**SÉANCE 7** **Circuits cardio et stretching** (voir p. 104-118)

SEMAINE 3

☐ **JOUR 15**	**SÉANCE 1** **+ Circuit 10** (voir p. 20-32)
☐ **JOUR 16**	**SÉANCE 2** **+ Circuit 10** (voir p. 34-46)
☐ **JOUR 17**	**SÉANCE 3** **Circuits 1 à 9** (voir p. 48-60)
☐ **JOUR 18**	**SÉANCE 4** **+ Circuit 10** (voir p. 62-74)
☐ **JOUR 19**	**SÉANCE 5** **+ Circuit 10** (voir p. 76-88)
☐ **JOUR 20**	**SÉANCE 6** **+ Circuit 10** (voir p. 90-102)
☐ **JOUR 21**	**SÉANCE 7** **Circuits cardio et stretching** (voir p. 104-118)

SEMAINE 4

☐ **JOUR 22**	**SÉANCE 1** **+ Circuits 10 et 11** (voir p. 20-33)
☐ **JOUR 23**	**SÉANCE 2** **+ Circuits 10 et 11** (voir p. 34-47)
☐ **JOUR 24**	**SÉANCE 3** **+ Circuits 10 et 11** (voir p. 48-61)
☐ **JOUR 25**	**SÉANCE 4** **+ Circuits 10 et 11** (voir p. 62-75)
☐ **JOUR 26**	**SÉANCE 5** **+ Circuits 10 et 11** (voir p. 76-89)
☐ **JOUR 27**	**SÉANCE 6** **+ Circuits 10 et 11** (voir p. 90-103)
☐ **JOUR 28**	**SÉANCE 7** **Circuits cardio et stretching** (voir p. 104-118)

FIN DU PROGRAMME
ET APRÈS ?

FÉLICITATIONS !

Tu as terminé le programme ! Cela n'a certainement pas été toujours facile mais tu l'as fait, et tu as mis en place un nouveau mode de vie.
Il va maintenant falloir continuer à t'entraîner et à bien manger. Pour cela, on te recommande de t'entraîner au moins 3 fois par semaine (et maximum 6 séances). Garde-toi au moins un jour de repos par semaine pour récupérer.

Que ton objectif soit de continuer à perdre du poids et à te tonifier ou à simplement maintenir ton poids sans perdre en tonicité, tu peux recommencer le programme en repartant du début (après 1 jour de repos par exemple). Tu devras alors augmenter l'amplitude et la vitesse d'exécution sur les mouvements car tu disposeras à nouveau de repos d'une minute entre chaque circuit.

Concernant l'alimentation (après un *cheat meal* pour te faire plaisir), continue de manger le plus sainement possible.

Tu as atteint ton but mais il est important de ne pas régresser !

N'attends pas qu'il soit trop tard et fais attention : dès que tu commences à reprendre du gras (par exemple après des vacances), retrouve tout de suite une alimentation saine et augmente un peu le nombre d'entraînements.

INDEX DES MOUVEMENTS

INDEX DES RECETTES
PAR INGRÉDIENTS

TES PROGRÈS JOUR APRÈS JOUR !

Direction de la publication : Isabelle Jeuge-Maynart et Ghislaine Stora

Direction éditoriale : Émilie Franc et Julie Martin

Direction artistique : Géraldine Lamy

Édition : Evanne Darchy, assistée de Marie Meyer

Couverture et conception graphique : Valentine Antenni

Mise en page : Delphine Chéret-Dogbo

Fabrication : Donia Faiz

Crédits photographiques du programme sportif et de la page 2 : ©Jessim Benderdouche
Crédits photographiques des recettes : ©Fabrice Besse (stylisme de Séverine Augé)
Crédits iconographiques : ©Shutterstock

Les Éditions Larousse utilisent des papiers composés de fibres naturelles, renouvelables, recyclables et fabriquées à partir de bois issus de forêts qui adoptent un système d'aménagement durable. En outre, les Éditions Larousse attendent de leurs fournisseurs de papier qu'ils s'inscrivent dans une démarche de certification environnementale reconnue.

PAPIER À BASE DE FIBRES CERTIFIÉES

LAROUSSE s'engage pour l'environnement en réduisant l'empreinte carbone de ses livres. Celle de cet exemplaire est de :
1,2 kg éq. CO_2
Rendez-vous sur www.larousse-durable.fr

ISBN : 978-2-03-604534-7
Photogravure : Chromostyle
Imprimé en Espagne par Macrolibros
Dépôt légal : mai 2023
332684/01 - 11051779 – mars 2023